医院数据量化管理

广东省生殖医院创新探索

李楠楠　李观明◎主编

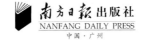

南方日报出版社

NANFANG DAILY PRESS

中国·广州

图书在版编目（CIP）数据

医院数据量化管理：广东省生殖医院创新探索 / 李楠楠, 李观明主编. — 广州：南方日报出版社, 2023.10

ISBN 978-7-5491-2738-2

Ⅰ.①医… Ⅱ.①李… ②李… Ⅲ.①医院—管理Ⅳ.①R197.32

中国版本图书馆CIP数据核字(2023)第178101号

医院数据量化管理
YIYUAN SHUJU LIANGHUA GUANLI

主　　编：李楠楠　李观明

出 版 人：周山丹

出版统筹：阮清钰

责任编辑：蔡　芹

装帧设计：二间设计

责任校对：阮昌汉

责任技编：王　兰

出版发行：南方日报出版社

地　　址：广州市广州大道中289号

经　　销：全国新华书店

印　　刷：中华商务联合印刷（广东）有限公司

开　　本：787mm×1092mm　1/16

印　　张：19

字　　数：270千字

版　　次：2023年10月第1版

印　　次：2023年10月第1次印刷

定　　价：88.00元

投稿热线：（020）87360640　读者热线：（020）87363865
发现印装质量问题，影响阅读，请与承印厂联系调换。

本书编委会

编辑部

前　言

在广东医疗系统，广东省生殖科学研究所（广东省生殖医院）近年来在推动医院高质量发展方面表现亮眼。

它"老"。原名广东省计划生育科学技术研究所（广东省计划生育专科医院），成立于 1976 年，是我国成立最早、最专业、最权威的集医疗、科研、教学于一体的生殖专科医院之一，是广东唯一一家省级生殖专科医院，拥有全省唯一的人类精子库、国家卫生健康委男性生殖与遗传重点实验室，是省内较早开展辅助生殖技术的医疗机构，每年开展的供精人工授精手术量居全国前列。作为老牌事业单位，也面临"中年危机"——长期依赖的政策红利基本消失，置身激烈竞争的卫生医疗行业，管理模式和工作方式亟需改革和创新。

它又"新"。为顺应国家生育政策调整，更真实地反映医院的业务范围和专科特色，更好地服务育龄群众，2021 年获中共广东省委机构编制委员会、广东省卫生健康委员会批准更名，踏上新征程，履行新使命。推出成立全国首个男性生育力保护中心和首个人工智能供精人性化匹配系统等一系列创新举措，聘请中国科学院院士担任重点实验室学术委员会主任，医教研水平快速提升，势头之猛令人瞩目。

"老"院新生，原因何在？

有"天时"——国家生育政策调整，以人口高质量发展支撑中国式现代化，成为民族复兴的战略抉择；有"地利"——广东位于改革开放前沿，既是中国第一经济大省，也是中国第一人口大省；最关键的还是"人和"——医院有一个团结创新的班子，有一群支持改革的员工。

"班长"李观明有着丰富的行政管理、医院管理经验。他深知，医院管理千头万绪，要善于抓住"牛鼻子"，牵一发而动全身。他们班子抓住的改革利器，就是"医院数据量化管理"。

量化管理，是一种从目标出发，使用科学量化的手段进行组织体系设计和为具体工作建立标准的理论，涵盖医院战略制定、组织体系建设、对具体工作进行量化管理等医院管理的各个领域，是一种整体解决医院运营问题的系统性量化管理方法。量化管理的目标是引导医院全体员工的行为方向，使员工的工作目标与科室、医院的目标相一致，通过整合资源以有效实现医院高质量发展的目标。

广东省生殖医院基于现实考量和战略思考，将数据量化与医院管理实践相融合，积极探索数据量化管理在医院管理中的应用。医院围绕公立医院高质量发展评价要求，不断完善现代医院管理制度，秉持"看数据说话、用数据管理、依靠数据决策、根据数据变化检验工作成效"的循数管理理念，将反映医院发展的医疗、科研、教学、质量、绩效、服务、安全等核心指标进行数据量化，根据重要程度赋予相应的权重和分值，制定公正、公开、公平的考核评价标准，用数据分析问题、用数据检验工作成效，并与职称评聘、绩效分配、评优评先等挂钩，激发员工内动力，营造创新开拓、积极向上、良性竞争的管理文化氛围。

2021年以来，医院把数据量化管理逐步应用到行政、医疗、科教、后勤、采购、绩效考核等各项管理活动中，实现医院管理的精细化，逐步形成具有生殖医院特色、科学可行的"医院数据量化管理"模式，走出一条符合自身特点的高质量发展之路。

管理是一个永恒的主题。医院管理，更有特殊性和复杂性。越是如此，就越需要用科学的管理方法来解决发展难题，实现员工满意、患者满意、社会满意的多赢局面。

《国务院办公厅关于建立现代医院管理制度的指导意见》强调，推动公立医院管理规范化、精细化、科学化，提出"权责清晰、管理科学、治理完善、运行高效、监督有力"的二十字方针。

可以说，广东省生殖医院的"医院数据量化管理"模式探索，正是对这二十字方针的生动实践，为大数据时代的医院管理改革提供了一个鲜活的样本——

心中有"数"，脚下有路！其道大光，生生不息！

陈　枫

（作者系南方报业传媒集团专职编委）

目　录

001　第一章　医院管理变革趋势

003　第一节　把握改革创新的新机遇

008　第二节　明确现代化管理新方向

011　第三节　党建引领推动管理创新

021　第二章　医院数据量化管理

023　第一节　医院高质量发展进入量化时代

029　第二节　数据量化赋能现代医院管理

032　第三节　数据量化助力管理模式创新

051　第三章　医疗业务量化管理

053　第一节　医疗业务创新
065　第二节　医疗质量管理
083　第三节　打造优质服务

109　第四章　科教工作量化管理

111　第一节　医院科研管理
122　第二节　科研绩效管理
138　第三节　医院教学管理

153　第五章　医院人才量化管理

155　第一节　人才引进与培养
166　第二节　绩效改革与分配
181　第三节　职称聘任
191　第四节　年度考核及评优

201 第六章　医院运营量化管理

203　第一节　全面预算管理
212　第二节　全成本核算
227　第三节　设备物资管理

251 第七章　医院信息化建设

253　第一节　信息化建设夯实管理基础
264　第二节　量化管理思维下的数据应用
274　第三节　"互联网+"思维构建智慧医院

281 第八章　医院数据量化管理展望

287 主要参考书目

289 后记

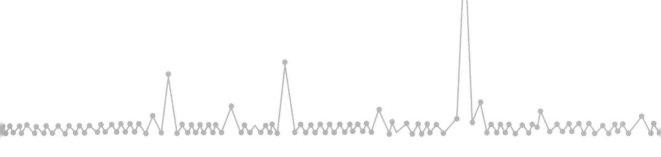

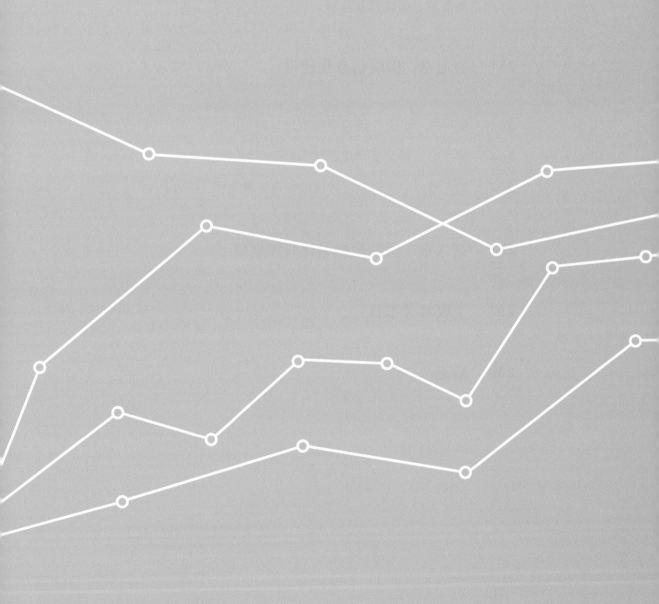

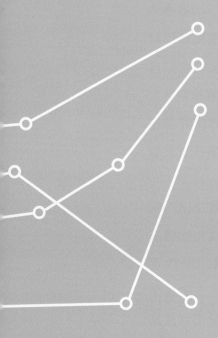

第一章 医院管理变革趋势

在医疗卫生体制改革不断深入的背景下，公立医院高质量发展对医院现代化管理提出了更高的要求。持续提升医疗质量、提高运营管理效率、有效调动员工积极性、不断提高患者满意度……都离不开医院管理理念、运行模式的现代化。医院管理者需要以战略眼光和创新思维，对外部环境变化和自身定位保持清醒认知，不断健全现代医院管理制度，推动医院管理规范化、精细化、科学化，将外部压力转化为医院内生发展动力，积极探索高质量发展路径。

与国家生育政策同频共振，是广东省生殖医院发展历程的主线，医院长期致力于提高优生优育服务水平，并在不同阶段做出应有的贡献。2021 年 10 月 29 日，广东省生殖科学研究所（广东省生殖医院）正式挂牌。这家广东省卫生健康委员会直属的公益二类事业单位、广东省唯一的省级公立生殖专科医院，以更名为契机，基于现实考量和战略思考，将数据量化与医院管理实践相融合，积极探索数据量化管理在医院管理中的应用。

第一节　把握改革创新的新机遇

　　广东省生殖医院是我国成立最早、最专业、最权威的集医疗、科研、教学于一体的生殖专科医院之一。

　　20世纪70年代中后期，为了更好地提供计划生育技术服务，全国各地陆续成立了相应的研究机构。1976年，广东省生殖医院的前身——广东省计划生育科学技术研究所正式成立，成为广东省唯一的以计划生育科学技术研究为主的省级科研专业机构。1985年，广东省计划生育科学技术研究所内设附属医院，增设临床业务，以便科学技术能够快速为社会服务，开创了全国的先例。1999年，经广东省机构编制委员会批准，增挂"广东省计划生育专科医院"牌子，实行"一套人员，两块牌子"的管理模式。科学技术日新月异，医疗卫生事业迅猛发展，进入21世纪后，医院成立了人类精子库，生殖医学中心开展人工授精、试管婴儿等辅助生殖项目，提供不孕不育诊疗服务，为希望生育却面临困难的家庭提供高质量的生殖医疗服务。

　　随着我国人口形势的变化，国家逐步调整完善生育政策，"双独两孩""单独两孩""全面两孩""三孩"政策先后实施。

　　相应地，医疗卫生管理体制也迎来了较大的变革。2003年，国务院行政管理体制和机构改革，原国家计划生育委员会更名为国家人口和计划生育委员会。2013年，国家人口和计划生育委员会与卫生部合并组建了国家卫生和计划生育委员会。2018年，新组建成立了国家卫生健康委员会，不再保留国家卫生和计划生育委员会。广东省计划生育专科医院的主管部门也相应地从省计划生育委员会、省人口和计划生育委员会、省卫生和计划生育委员会，变更为省卫生健康委员会。

事实上，早在 2013 年 3 月，国家人口和计划生育委员会与卫生部合并组建国家卫生和计划生育委员会时，便要求省级以下的计划生育服务站与当地妇幼保健院进行合并，但对省级的计划生育专科医院和科研院所是否合并，没有明确规定。在全国范围内，各省级计划生育专科医院和科研院所面临着同样的抉择：要么与本省的妇幼保健院或其他机构合并，要么独立发展。如果选择后者，必然需要进行转型，否则将陷入与时代、现实和管理脱节的困境。

最终，广东省计划生育科学技术研究所（广东省计划生育专科医院）走的是独立发展的道路。

有一句话说得好："名不正则言不顺，言不顺则事不成。"为了顺应时代潮流并积极落实国家生育政策，医院在转型的同时，积极主动推动更名工作，并在 2021 年获批更名为广东省生殖科学研究所（广东省生殖医院）。

更名只是表面的改变，其背后是医院对于如何转型并适应时代和行业发展的思考。更名计划与医院的未来发展规划是紧密相连的，在国家生育政策逐步完善、医疗卫生体制改革不断深入的时代背景下，广东省生殖医院对自身发展面临的挑战和困境进行了全面思考与剖析。

首先，人口趋势的变化和医疗服务的迅猛发展给医院带来了巨大的竞争压力。2021 年第七次全国人口普查数据显示，全国人口增长即将达到拐点，晚婚晚育趋势明显，生育率持续下降，这给生殖专科医院的未来发展带来了巨大挑战。从发展态势来看，不孕不育诊治和辅助生殖技术服务处于竞争日益激烈的环境中，广东省生殖医院需要应对来自其他医疗机构的竞争压力。而且医院生殖医学业务单一，抗风险能力较弱。同时，随着基层卫生和计划生育服务机构的整合推进，国家"强基层"等医药卫生和体制改革政策的实施，基层群众可在当地获得初诊治疗及辅助生殖助孕服务，这导致医院面临着诊疗业务量逐年下滑的压力。

其次，医疗技术的不断更新和患者需求的多样化、专业化以及个性化特点，要求医院提供针对不同层次和对象的专业化医疗服务。患者对医院和医生的信任至关重要，因此，如何改善技术服务人员的态度，提供高水平的优质医疗服务，减少医疗纠纷，保持良好的发展态势，是医院长远发展过程中面临的巨大考验。

最后，随着现代科学技术的飞速发展，医疗行业正在经历深刻的变革。2018 年 4 月，国务院办公厅印发《关于促进"互联网＋医疗健康"发展的意见》提出了互联网医院的概念，将互联网与医疗行业融合，带来健康教育、医疗信息查询、电子健康档案等新型健康管家服务。医院的功能云端化也引发了组织架构和功能定位的改变。同时，新技术手段如云计算、大数据、移动医疗以及医改政策的推动，使得患者不再频繁前往医院就诊，这对医院的运营效益和临床科研发展产生了深远影响。

在新时代的大变革中，医院必须顺应时代潮流，加快改革与创新，才能立于不败之地，实现质量和效益双赢。

面对挑战，医院首先必须思考如何提升核心竞争力，确保自身运营和学科建设的持续发展，以及如何通过创新开拓提供差异化的诊疗服务，努力实现创新的"蓝海"。同时，面对技术创新带来的挑战，医院应着眼于科技发展趋势，积极推进"互联网＋"医疗和移动医疗等新技术的应用。医院管理者还应积极推动医疗服务的云端化，提供更便捷、精细、差异化的诊疗服务，以满足患者日益增长的需求。具有战略眼光和创新思维的医院管理者，应与时俱进，积极探索新的发展路径，从规模扩张型转向质量效益型，以提升自身核心竞争力，为医院的高质量发展打下坚实基础。

延展阅读

迎接新挑战，更名开启新征程

多年来，"生殖医学"已经成为医院的实际主要业务和发展方向。自 2015 年国家实施"全面两孩"政策以来，广东省计划生育专科医院就已经开始筹备更名。随着国家机构改革调整，更名方案经历了多次修改，2018 年，医院在借鉴了河北、辽宁、河南、广西等省份的改革经验后，决定更名为"广东省生殖医院"，并启动更名申报程序。

医院领导班子坚持科学决策、合作共赢的原则，积极推进医院更名工作。医院内部多次进行了党委会、院长办公会、院内中层会的研究讨论，充分听取各方意见和建议，并根据反馈及时修订方案，力求全院达成共识，确保方案的科学性和可行性。为进一步推进工作，2020 年 12 月到任的党委书记、院长、所长李观明积极向广东省卫生健康委员会、中共广东省委机构编制委员会等相关主管部门详细汇报医院的发展优势和面临的困难，全面介绍医院的发展前景和改革成果，以争取上级部门对医院更名的理解和认可。

2021 年 6 月 25 日，中共广东省委机构编制委员会办公室发来关于广东省计划生育科学技术研究所（广东省计划生育专科医院）更名的函，同意其更名为广东省生殖科学研究所（广东省生殖医院）。

这一份文件，为这家医疗机构开启了全新的篇章。从"计划生育"到"生殖"，新的名称真实反映了医院的业务范围和专科特色，也更符合当前国家生育政策。更名之后，广东省生殖医院可以更加聚焦于生殖临床业务，这标志着医院发展的新起点。医院将聚焦于生殖健康领域，在"三孩"政策下为不孕不育患者提供更专业、安全、有效的诊疗方案，提升出生人口素质，造福于下一代的健康。

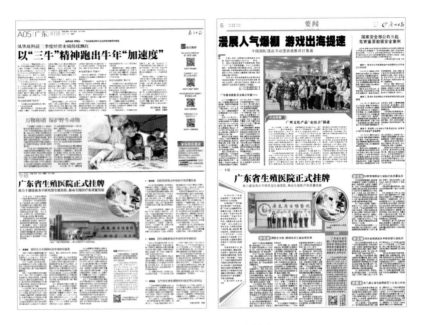

广东省生殖医院正式挂牌

　　这次更名就像一场足球比赛，全体队员奋勇争先，默契配合，最终由新任党委书记、院长李观明审时度势，射出临门一脚，为医院的发展开启了新局。

第二节 明确现代化管理新方向

如前所述，在行业的大变革中，广东省生殖医院面临着诸多挑战，但也孕育着改革创新的机遇。医院需要以改革为契机，以挑战为导向，寻求医院管理变革的切入点。

在中国医疗卫生服务体系中，公立医院一直占据着主导地位。随着时代的发展，中国公立医院管理经历了三个主要的发展阶段。

首先是计划经济阶段，以政府管理为主导。在这个阶段，公立医院依靠政府财政拨款和指标任务进行计划经济管理。其次是市场经济阶段，医院开始重视自身运营成本与效益，自负盈亏。但在提升经济效益的同时，也出现了一些问题，比如忽略公立医院的特殊性和功能定位，过于追求利润最大化，导致医院社会公益性淡化。

近年来，公立医院改革最重要的一个目标就是回归公益性和高质量发展。卫生行政部门逐渐强化公立医院公益性导向以及科学管理的重要性，为此推出了新医改政策。2017年7月，《国务院办公厅关于建立现代医院管理制度的指导意见》发布，全面深化公立医院综合改革，进一步阐释了现代医院管理的具体要求与实施方针。2021年6月，《国务院办公厅关于推动公立医院高质量发展的意见》发布，以建立健全现代医院管理制度为目标，强化体系创新、技术创新、模式创新、管理创新，明确提出了公立医院"三个转变""三个提高"的发展要求。"三个转变"即发展方式要从规模扩张向提质增效转变，运行规模要从粗放管理向精细化管理转变，资源配置要从注重物质要素向注重人才、技术的要素转变。"三个提高"就是要提高医疗服务的质量、提高医疗服务的效率和提高医务人员的积极性。

与此同时，现代医院管理的发展也呈现专业化、职业化和法制化的趋势。管理趋于专业化，意味着管理工作逐渐成为一门独立的专业领域；管理者需要具备专业的管理知识、技能和经验，以更好地应对医院内外部的挑战和变化。管理趋于职业化，意味着医院管理人员逐渐成为一种社会职业；管理职业化的实现需要通过科学的人才培养和激励机制，吸引更多有管理专业知识和能力的人才投身于医院管理工作。管理趋于法制化，强调管理从"人治"转向"法治"；通过完善各方面的法律规章制度，规范医院管理的各个环节，确保管理决策的科学性和公正性。医院管理专业化、职业化、法制化将促使医院管理更加科学、规范、高效，为医院的稳健发展和优质服务提供坚实的基础。

公立医院高质量发展对医院现代化管理提出了更高的要求。在此形势下，广东省生殖医院必须进行管理体制的转型，引入现代管理理念和制度，提高管理效能和决策能力，充分运用绩效管理、成本控制、流程管理、信息化建设等手段，对医院内外部资源实行更加科学、合理、有效的利用。与此同时，医院还需建立激励机制，以吸引并留住高素质的医疗人才，优化资源配置和流程，提高服务效率。

2020年12月，党委书记、院长李观明履新后，基于多年的医院管理经验，率领医院领导班子展开了全面的调研工作，以实际为依据，梳理医院内部管理的薄弱环节和问题症结，从而理清现有局面。

调查研究是中国共产党的"传家宝"，也是做好各项工作的基本功，它对于提升管理工作的"高度、精度、速度、角度、温度"非常重要。只有做好调查研究工作，才能使医院各项决策和各方面工作更加符合实际情况。通过翻阅历史资料、走访部门、行业交流、调研评估等方式，医院所面临的内部管理问题逐渐浮出水面。

此前，医院作为省人口和计划生育委员会为数不多的直属科研单位之一，上级主管部门从政策、资金、科研等各方面都给予大力支持。随着机构改革和时代需求的变化，以往单靠政府财政拨款、完成上级主管部门下发的指标与任务为主的管理模式，已不再适应充分竞争下的卫生医疗行业的发展。如今，医院被置于激烈竞争的医疗市场，若仍旧故步自封，则注定难以逃脱被淘汰的命运。面对日益严峻的外部环境，医院需要加快发展的步伐，进行内部改革和创新。

医院领导班子回顾医院的发展历程时发现，从最初的研究所、科研所，到后来设立附属医院，这样的发展轨迹导致医院在管理和考核方面过于偏重科研而忽视临床工作。作为一家需要自筹经费的公益二类事业单位，长期以来，医院并没有感受到发展临床业务的紧迫性。

医院绩效分配中，科室之间的差距不明显，没有很好地体现工作强度和工作压力。较多员工存在"干多干少一个样""保持现在的水平就很好"等思想，缺少干事创业的热情和创新拓展的思维。部分科室定位较低，缺少创新力与竞争意识。

人才培养方面，医院高学历、高职称人员不在少数，但缺少品牌学科学术带头人，现有专业技术人才结构不够合理，核心竞争能力薄弱。

医院存在流程管理有待优化、信息化建设不足以及服务意识提升空间大等问题。在一次周末回医院巡查时，李观明亲眼看见一位患者在门诊楼上下奔波三次仍无法成功办理退费手续。这引发了医院领导班子对医院管理的深刻思考。

面对这些问题，医院领导班子意识到开展一次由内到外的自我革新是推动现代医院管理的迫切需要。只有革新，才能制定出科学有效的发展策略，才能应对未来的挑战。因此，医院领导班子决心带领医院走上管理创新改革之路，推进现代医院管理的进程，推动管理规范化、精细化、科学化，建立权责清晰、管理科学、治理完善、运行高效、监督有力的现代医院管理制度。

第三节 党建引领推动管理创新

以高质量党建引领医院高质量发展，医院党委始终坚持以习近平新时代中国特色社会主义思想为指导，严格按照新时代公立医院党的建设总要求，充分发挥党委"把方向、管大局、作决策、促改革、保落实"的领导作用，严格落实党委领导下的院长负责制，始终坚持以党建工作为抓手，将党的领导融入医院治理各环节，确保医院改革发展正确方向，以医院发展规划和战略目标为依据，启动了医院现代化管理的一系列改革行动。

明确目标，方能确定方向和激发动力。医院管理者首要任务是带领全体员工梳理医院的定位和未来发展方向，为医院的发展设立清晰的目标。

在全面分析时代背景、行业趋势以及自身优劣势后，医院党委决心聚焦并抓住机遇，将更名作为历练品牌、迈向新发展起点的契机。在不断推进改革的过程中，医院党委探索创新管理方式、精益求精业务水平，明确了"因为专注，所以卓越，办最好的生殖医院"的理念以及"人才先行、技术创新、质量提升、品牌构建"四大战略。此外，经院长办公会、党委会、党员大会、职工代表大会审议通过，党委进一步明确了医院的发展目标——争创学科完整、技术一流、服务优质、环境优美、国内知名、省内领跑的高水平研究型生殖医院。为实现这一目标，医院将重点发展不育、生育和节育三大领域，建设生殖医学中心、无精子症诊疗中心、生殖腔镜中心、广东优生技术中心、生育力保护中心、生殖健康体检中心和生殖免疫中心七大中心。

2022年5月，医院完成了党委和基层党支部的换届改选。新一届党委制定了医院未来五年发展的重点工作，决心咬定青山不放松，一张蓝图绘到底，全力以赴，一步一个脚印狠抓落实，切实有力推进"十大工程"

建设，确保规划目标顺利实现。

一是建设高质量党建品牌工程。坚持"围绕发展抓党建，抓好党建促发展"的原则，以党建创新引领服务创优，通过持续打造高质量党建，引领医院高质量发展。

二是建设现代医院管理示范工程。积极推进管理创新，将现代医院管理建设作为内强素质、外树形象的有利契机，力促医院管理制度化、规范化、精细化。

三是建设一流生殖医学学科工程。学科是医院内涵建设的根本，也是竞争力的核心，要围绕"突出重点、强化特色"的原则，继续做大、做强、做精、做优生殖医学学科。

四是建设生殖前沿技术高地工程。坚持"扶强扶优、学科带动"的原则，敢于创新和突破，力争"首例、首次、首台、首创"，以专注、专业、专心的态度将生殖学科发展为技术更突出、优势更明显的精品专科，打造生殖前沿技术高地。

五是建设高水平临床科研平台工程。将科研强院作为医院战略发展目标，深入实施科研创新驱动发展战略，积极开展"创新团队培育计划""青年育苗工程""登峰计划"等项目，提升科研创新能力和水平。

六是建设高端医学人才团队工程。人才和学科是医院发展的双轮，人才资源是医院发展的第一资源，大力引进高层次领军人才，组建高端医学人才团队，优化学科人才结构，形成学历、资历、职称结构合理的人才梯队，突破制约学科发展的瓶颈。

七是建设高层次人才培养基地工程。将学科建设、科研工作与人才培养紧密结合，通过重点学科与实验室的建设，将人才培养基地办出自己的特色。

八是建设临床辐射带动网络工程。充分发挥公立医院的公益属性，积极对接政府公益事业，主动承接和落实公共卫生项目，辐射带动基层生殖学科水平。

九是建设风清气正干事氛围工程。深入推进党风廉政建设和反腐败工作，强化医德医风和行业作风建设，大兴优质服务，营造担当作为、清正廉洁的干事创业氛围。

十是建设和谐幸福医院工程。随着医院的转型，四十多年来积累沉淀的医院文化，注入新的元素和内容，实现医院文化与医院发展战略、医院发展与职工发展和谐同步。

在坚持党建领航、坚定正确方向的前提下，医院领导班子紧紧围绕发展目标，强化顶层设计，统筹谋划，改革管理理念，创新发展思路。

改革的关键是解放思想。医院领导班子高度重视现代医院管理理念的革新，紧紧抓住思想观念这个"总开关"，带领全院职工打破传统发展思路的束缚，摒弃因循守旧的"守摊儿"思想、墨守成规的"等靠要"观念，引导员工居安思危，树立起强烈的忧患意识和危机意识，以更高标准、更严要求推动思想再解放，深化改革、攻坚克难，全力推动医院各项事业快速发展。

为凝聚共识、解放思想，医院领导班子组织开展为期半年的《解密华西》学习大讨论，由全体中层干部带头深入学习，激发全院员工改变思想、转换思维、团结奋进。同时，选派人员外出进修，学习先进的管理理念、方法和运营模式，医院不断注入新的发展理念，奠定改革和创新发展的基础。

规范是管理的第一要务。医院领导班子深知规范制度对医院运作的重要性。因此，医院规范了党委会、院长办公会、全院工作例会的运作，按时召开各项会议，并将重大事项提交院长办公会和党委会讨论决策。这一举措旨在健全医院的议事规则，规范"三重一大"事项议事规则和决策程序，以集体决策的方式推动医院管理的科学化。此外，为了确保各项工作有力执行，医院领导班子将中层干部的执行力提升至关键地位。医院为每一位行政科室的干部员工制作一个"马上就办，办就办好"的牌子，并将其放置在显眼的位置，将"马上就办，办就办好"作为检验工作落实的重要依据，以保持高效的执行力和事务处理效率。

科学决策是管理的核心。医院管理工作必须有科学决策、实际行动和真实成果作为支撑。通过数据说话，有利于保障决策的科学性。现代医院管理必须紧紧抓住医院的运行数据，深入洞察和分析数据，预见性地发现问题并加以解决，用数据来衡量工作成效。因此，李观明积极带领医院领导班子在管理方面创新"看数据说话、用数据管理、依靠数据决策、根据数据变化检验工作成效"的数据量化管理。

文化引领凝聚合力。医院重视文化建设，提出并始终坚持"因为专注，所以卓越，办最好的生殖医院"的发展理念，围绕发展愿景凝聚共识、塑造品牌和引领发展，总结并凝练出了"精医求精 仁心仁术"的院训和"求精、创新、卓越、图强"的核心价值观。为发挥宣传工作在举旗帜、聚民心、育新人、兴文化、展形象方面的作用，党委书记、院长李观明凭借对品牌战略思维的深刻理解，经院长办公会、党委会讨论研究，设立了医院宣传科。此外，医院还完成了院徽、院标、院旗等文化标志的设计和规范，制作了医院宣传片，印制了医院文化手册，并通过全院职工投票确定了院庆日，将其融入日常管理，以团结引领职工，凝聚共识，营造积极向上的工作氛围，共同推动医院的发展。2023年，医院荣获广东省五一劳动奖状。

李观明表示，"我们拥有团结一致的领导班子"。2021年是"十四五"开局之年，医院领导班子一致认识到加快推进现代医院管理、推动医院高质量发展的重要性，希望以数据量化管理作为突破口，实现管理局面的突破，将现代化管理理念融入医院的各个层面，确保医院持续发展和持久竞争力的提升。院领导班子怀揣着"必须要干好"的决心和"必定能干好"的信心，带领全院职工大胆创新管理方式，积极倡导数据量化，将现代医院管理建设作为内强素质、外树形象的有利契机，力促医院管理制度化、规范化、精细化。

基于数据量化管理基础，医院通过合理的顶层规划、可行的实施路径和有序的分步推进，开展了一系列思路缜密的创新发展措施，打出了一套组合拳，推进医疗业务、科研教学、绩效、人事、运营管理等各个方面的改革，确保现代化管理改革有计划、系统化地进行，引领医院综合改革的方向，形成完善的管理制度和文化。

聚焦学科建设，强化技术创新。医院坚持"扶强扶优、学科带动"的原则，敢于创新和突破，打造建设一流生殖医学学科工程，在全院职工中树立起"首例、首次、首台、首个"的首创思维，先后推出一系列具有引领性的个性化医疗服务，并从高起点谋划学科建设，做强生殖医学中心、男性生殖、生殖免疫、优生遗传等优势学科群，打造结构合理、优势突出、特色鲜明、可持续发展的生殖医学相关学科体系。

搭建创新平台，突出科技创新。医院将科研强院作为医院战略发展目标，深入实施科研创新驱动发展战略，加强与中山大学、暨南大学等高校合作，聚焦生殖医学领域，集中资源，定向突破；加强科研平台建设，加快推进临床药物试验和医疗器械临床试验，为开展科学研究提供良好的硬件支撑，持续为高水平研究型生殖医院建设提供有力支持；前瞻性打造具有科研突破能力的青年研究团队，力争在国家自然科学基金项目资助上不断取得突破。

创新人才引育，强化智力支撑。医院大力实施"人才先行"战略，打出招才引智、自主培养、人尽其才的"组合拳"，积极引进具有品牌效应的高层次急需人才；多渠道引进专业特色符合学科定位、个人特质适合学科发展、与岗位需求相匹配的学科带头人；探索设置首席科学家、首席专家岗位，组建名医工作室和名医团队，开展师带徒的传承培养模式；开展"创新团队培育计划""青年育苗工程""登峰计划"等项目，不断提高优秀人才引进的薪酬待遇和科研课题、职业前景等配套措施保障；探索实行合同人员参编管理，大力提升合同制人员的工资待遇。

深化绩效改革，激励干事创业。针对以前"吃大锅饭"现象严重、职工干事创业积极性不高的问题，医院领导班子紧紧抓住"绩效分配"这个激励干事担当的牛鼻子，在充分论证基础上，引入现代医院管理绩效分配方式，充分调动、激励科室和职工的主观能动性，发挥医院绩效分配方案的杠杆作用，建立有责任、有激励、有约束、有竞争、有活力的内部绩效分配机制，让科学的绩效分配成为医疗业务增长、医疗质量提升和科研活力激发的指挥棒。

优化职称评聘，激发创新活力。医院坚持全面、公正、科学地评价专业技术人员的专业技术，有效地推进医院职称聘任工作的制度化、规范化、科学化，将职称评聘与医院学科建设、高质量发展相融合，真正实现以用为本，充分发挥职称聘任工作的激励和导向作用。

完善管理体系，健全规章制度。医院坚持用制度管人、靠制度管事，确保事有人跟进、人有制度监管。推进医院治理体系和管理能力现代化，强化医院制度建设和管理体系完善的基础性工作，根据医院面临的新形势、新任务，对原有的内部管理制度及规范性文件进行全面梳理，逐一完成修订、补充和完善。2021 年至 2022 年，医院共修订和完善医院管理制度近500 项，新制度汇编操作性更强、规范性更高、职能更清晰、职责更明确、程序更规范，确保医院的各项工作有章可循、有法可依，从而促进医院管理的科学化、制度化、规范化和程序化。

强化信息支撑，打造智慧医院。医院领导班子坚持"科学规划、业务驱动、高效协同、服务创新、节能增效"的原则，出台医院信息化建设"十四五"规划，筹集超过 3000 万元资金用于信息化建设，全面打造囊括数据中心、智能信息发布、智慧病房、线上智慧服务、智能电子病历、智慧后勤服务、安全运营监管平台等系统的智慧医院建设工程，并通过信息化手段整合医院所有要素与资源，实现信息互联互通，推动医院临床诊疗、患者服务、科学研究、后勤管理、决策支持、安全防范、智慧办公等所有业务实现无纸化、智能化和现代化，建设具有生殖特色的智慧医院。

这些措施共同构成了广东省生殖医院推动现代化管理的改革进程。医院紧紧围绕着"看数据说话、用数据管理、依靠数据决策、根据数据变化检验工作成效"的循数管理方法，为医院管理改革打开了全新的局面。数据成为医院管理的重要依据，为决策提供了准确的参考和判断，有效提高了管理效能和工作质量，为医院的发展注入了强大的动力。

在医院领导班子的统筹部署之下，医院全体员工立足新起点、勇担新使命，坚持党建引领发展，通过数据驱动的管理方式，推进医院科学化、精细化、现代化管理。同时，牢固树立一盘棋思想，以实际行动展现硬核担当，以"闯"的精神、"创"的劲头、"干"的作风走出了一条符合自身特点的高质量发展之路。

延展阅读

党建聚能，践行初心

奋楫扬帆行致远，勇立潮头谱新篇。在新时代新征程中，医院始终坚持以习近平新时代中国特色社会主义思想为指导，坚持以人民健康为中心，坚定不移贯彻新发展理念，全面落实新时代党的卫生健康工作方针，加强公立医院党的建设，完善现代医院管理制度，为推动医院高质量发展提供坚强的思想、政治和组织保证。

医院党委积极开展"我为群众办实事"活动。在院党委组织带领下，医院启动"3·8助孕公益项目"，资助符合条件的300个贫困家庭、失独或抗疫一线家庭，每个家庭减免治疗周期费用约1万元。此外，为服务国家的"三孩"生育政策，医院推出百万孕前优生健康与生育力评估检查费用和胚胎移植费用减免活动，为500对有意向生育三孩的育龄夫妇提供资助，每对夫妇减免提供价值2000元的孕前优生健康与生育力评估检查套餐，经评估符合条件且在医院实施试管婴儿手术者，进入试管周期后可再减免胚胎移植费2000元。医院与广东省宋庆龄基金会共同开展"孕育希望"基金项目，多途径筹集资金资助经济困难的不孕家庭，得到社会和群众的广泛好评。

在新冠疫情防控工作中，医院党委以强烈的政治担当，坚决扛起新冠肺炎的战"疫"重任。充分发挥了党组织的战斗堡垒作用和共产党员的先锋模范作用，全院上下团结一致，克服困难，在保障人民群众生殖健康就医需求、确保医院院感防护到位的同时，全力支援抗疫工作，受到广州市越秀区、荔湾区、花都区和东莞市常平镇政府的高度赞誉，被评为"梅花地区疫情防控先进党组织"。2021—2022年，医院共派出45批3027人次支援广州各区及东莞等地核酸采样，次均外出支援人数占全院人数的32.34%。疫情高峰期间，在临时封控医务人员占比 19.23% 的情况下，每天直接参加外出抗疫人员达到在岗人员的 50% 以上，医院含行政人员在内的 80% 人员均战斗在抗疫第一线，发扬"轻伤不下火线"的战斗精神，不畏风险、不计得失，守护美好家园。2022 年 11 月，在疫情最要紧的关键时刻，医院党委书记、院长李观明以大局为重，充分发挥其多年参与各类重大突发事件处置经验，主动加入省技术支援组进驻疫情震中海珠区，参与广州市疫情防控工作；医院党委组建由黄伟彪副院长带队的 20 人抗疫突击队，深入疫情中心——广州海珠大塘片区开展挨家逐户式疫情防控、核酸采样、健康宣教等工作。

此外，医院党委不断加强群团统战工作，构建和谐医院文化。党委以党建促进党、工、团、妇为中心工作服务，充分发挥职代会参政议政作用，强化职工提案的落实和民主评议；重视统战工作，密切与民主党派的联系，积极支持民主党派开展工作；发挥共青团生力军作用，不断推进青年理论学习小组建设，扎实开展青年文明号创建活动和志愿者活动。新冠疫情防控期间，广大青年团员在党支部的带领下，积极参与核酸采样工作，并协助街道和社区开展志愿者服务。

2019—2020 年度、2021—2022 年度，医院团支部获省卫生健康委直属单位"五四红旗团组织"称号。2022 年，生殖医学中心获得"省级青年文明号"称号。2023 年，医院荣获广东省五一劳动奖状。

医院党委始终坚持以人为本，关心关爱医务人员。增加员工健康体检项目和经费，增设员工大病互助项目，对患重大疾病员工给予互助慰问金。丰富和活跃职工的文化生活，扎实做好暖人心、稳人心、聚人心的实事，培养有情怀的医生，努力打造一所有温度的医院。利用医师节、护士节选树先进典型，营造"学有榜样、行有示范、争当先进"的浓厚氛围，引导职工立足岗位践行宗旨，促进崇高职业精神在职工心中的内化和行动中的外化。

本章小结

　　本章探讨了广东省生殖医院的发展历程、面临的挑战和机遇，以及现代医院管理的趋势与未来变革。现代医院管理变革的趋势明确，广东省生殖医院紧密抓住改革创新的新机遇，明确管理的方向，并充分发挥党建引领的作用，以实现医院管理的创新发展并提升服务水平。

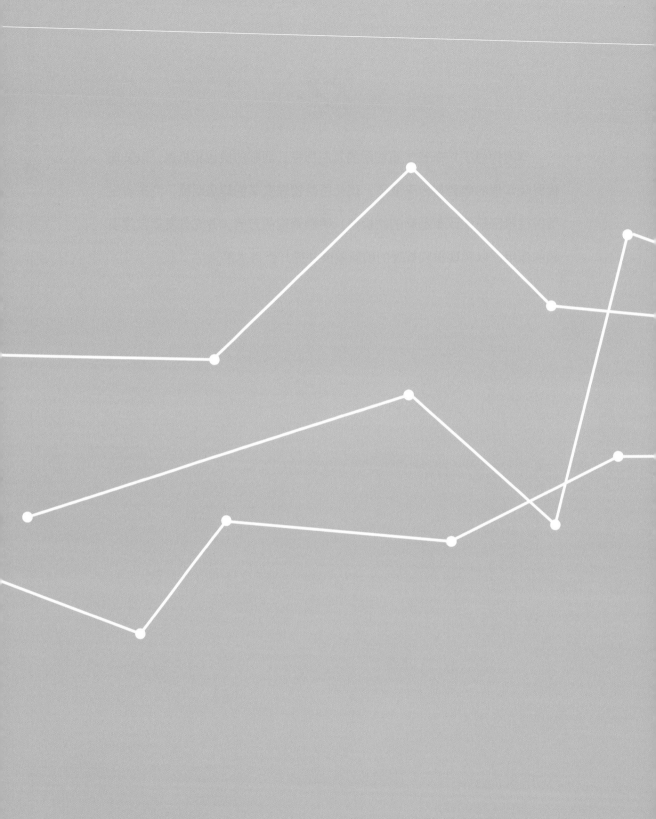

第二章

医院数据量化管理

在当今高质量发展的时代，公立医院管理面临着日益复杂的挑战和机遇。为了提供优质医疗服务，实现医院的可持续发展，采用科学而先进的管理模式变得至关重要。在这个背景下，数据量化成为一种强有力的赋能手段，为现代医院管理注入了新的活力和效能。

数据量化不仅仅是简单的数字化，更是一种全面的管理方法，将医院的各个方面以数据形式进行量化和分析，能够有效提升医院管理的科学性和精细化程度。数据量化的应用还可以促进医院管理的全面提升，为决策提供客观依据，优化资源配置，加强绩效评估，提高医疗质量和患者满意度。通过充分利用数据，现代医院管理将迎来更加高效、透明和可持续的发展，为医疗行业的进步和社会的福祉作出积极贡献。

第一节 医院高质量发展进入量化时代

　　随着医疗技术的不断发展和社会需求的增长，公立医院的高质量发展成为医疗体系优化升级的迫切要求。为了提升公立医院的综合实力和医疗服务水平，医院管理者和政策制定者积极探索更加科学有效的评价和考核体系。传统的医院管理更注重具体的事务处理，而较少关注数据的应用和分析。然而，随着医疗行业的不断发展和竞争日益加剧，越来越多的医院意识到数据量化的重要性。量化管理作为现代管理的核心理念，正在成为提高医院管理水平的关键策略之一。

一、医院数据量化管理的背景

　　2019 年，国家启动三级公立医院绩效考核工作，绩效考核指标体系、标准化支撑体系、国家级和省级绩效考核信息系统初步建立。2020 年，三级公立医院绩效考核体系基本建立，开启了用数据量化评价公立医院管理的新时代。

　　2021 年 6 月，《国务院办公厅关于推动公立医院高质量发展的意见》明确公立医院高质量发展的相关要求，提出建立公立医院高质量发展评价指标体系。2021 年 10 月，国家卫生健康委员会和国家中医药管理局联合印发《公立医院高质量发展促进行动（2021—2025 年）》，提出将研究形成公立医院高质量发展指数并进行年度评估。2022 年 2 月发布的《各省（区、市）推进公立医院高质量发展评价指标（试行）》，则对政府推进公立医院高质量发展提出了考核要求。2022 年 8 月，国家卫生健康委、国家中医药管理局联合印发的《公立医院高质量发展评价指标（试行）》

《公立中医医院高质量发展评价指标（试行）》，与全国二级、三级公立医院绩效考核工作进行了有机结合，从党建引领、能力提升、结构优化、创新增效、文化聚力5个方面18个具体指标，建立了考核指标体系，为落实医院高质量发展提供了管理抓手和测量标尺。

在公立医院高质量发展的推动下，医院信息化水平迅速提升，正不断向智慧化方向转型，尤其是医院电子病历（EMR）应用水平的显著提升，为量化评价公立医院管理创造了良好条件，实现了数据的采集、清洗、分析以及信息的快速准确抓取。医院发展各类指标的定量评价已成为主流趋

表 2-1 国家级医院量化评价的相关文件

文件名称	发文时间	发文单位	量化评价的成分
《国务院办公厅关于加强三级公立医院绩效考核工作的意见》	2019 年 1 月 16 日	国务院办公厅	其中定量 50 个，定性 5 个，定量部分占 91%
《关于印发全国基层医疗卫生机构信息化建设标准与规范（试行）的通知》	2019 年 4 月 12 日	国家卫生健康委，国家中医药管理局	《建设标准与规范》分为服务业务、管理业务、平台服务、信息安全等 4 部分 58 类共 212 项建设内容和建设要求
《国务院办公厅关于加强三级公立中医医院绩效考核工作的意见》	2019 年 4 月 17 日	国家卫生健康委办公厅，国家中医药管理局办公室	定量 61 个，定性 5 个，定量占 92%
《关于加强二级公立医院绩效考核工作的通知》	2019 年 12 月 9 日	国家卫生健康委办公厅，国家中医药管理局办公室	有 28 项三级指标，且均为定量指标，定量占 100%
《国家中医药管理局办公室关于印发二级公立中医医院绩效考核指标的通知》	2020 年 5 月 27 日	国家中医药管理局	三级指标 34 个均为定量指标，占 100%
国家卫生健康委《关于印发三级医院评审标准（2020 年版）的通知》	2020 年 12 月 21 日	国家卫生健康委	本标准共 3 个部分 101 节，设置 448 条标准和监测指标，其中定量部分占 90%

数据来源：王兴琳，黄奕祥：《医院绩效管理的创新实践》，2023 年。

势，"用数据说话"逐渐在医院管理领域形成浓厚影响。

总体来看，公立医院高质量发展评价的推进，使医院的发展进入了一个全新的阶段。国家引入统一的指标体系和数据平台，对全国范围内的医院进行综合评价，旨在以客观公正的方式比较医院之间的差异，形成医院管理提升的动力机制，建立"以评促建"的行业标杆，为医院的发展提供明确方向。数据量化评价的实施将有效激发医院的内部控制能力和运营效率，推动医院发展取得新的突破。评价指标的细化和考核内容的明确，也使得公立医院的发展水平可以更加客观地、多维度地衡量。因此，随着评价体系的落地实施，公立医院需要重视评价工作，围绕评价指标和要求开展工作，推动公立医院高质量发展。

二、数据量化管理的内涵及应用价值

量化管理是一种从目标出发，使用科学、量化的手段进行组织体系设计和为具体工作建立标准的理论，它涵盖医院战略制定、组织体系建设、对具体工作进行量化管理等医院管理的各个领域，是一种整体解决医院运营问题的系统性量化管理方法。

量化是手段，管理是目的。根据不同的管理层次和目标，可以将医院量化管理分为战略层面、业务层面和过程层面。战略层面主要是对医院整体的发展方向、目标、策略等进行量化分析和评价，如医院绩效评价等。业务层面主要是对医院各个业务部门或项目的运行情况进行量化分析和评价，如临床路径、疾病诊断相关分组（DRG）等。过程层面主要是对医院各个业务流程或环节的执行情况进行量化分析和评价，如质控指标、核算指标等。

（一）目标

量化管理的目标是引导医院全体职工的行为方向，使职工的工作目标与科室、医院的目标相一致，通过整合资源以有效实现医院发展的目标。量化管理的基础是"指标体系"，通过建立、监督和评价一个完整生命周期来支持管理目标的实现。

（二）方法

医院量化管理可以运用多种方法，包括数据收集、数据处理、数据分析、数据展示等。数据收集是指通过各种渠道和手段，获取与医院业务相关的原始数据，如电子病历（EMR）系统、医院信息系统（HIS）、问卷调查等。数据处理是指对收集到的原始数据进行清洗、整理、归类等操作，使其符合分析要求。数据分析是指运用数学、统计学等工具，对处理后的数据进行描述性分析、关联性分析、因果性分析等，得出有价值的信息和结论。数据展示是指通过图表、报告等形式，将分析结果以直观和易懂的方式呈现给相关人员或部门，以便于决策和改进。

（三）实施步骤

医院量化管理遵循一些基本的原则和方法，具有一定的规律性。量化管理一般按照以下几个步骤实施：

第一，确定目标。根据医院的战略规划和业务需求，明确要实现的目标和期望达到的效果。

第二，设定指标。根据目标选择合适的指标体系，并确定指标的定义、权重、标准等。

第三，收集数据。根据指标设定相应的数据来源，并采用有效的方法收集数据。

第四，分析数据。根据指标对数据进行处理和分析，得出数据的特征、趋势、差异、影响因素等。

第五，展示数据。根据分析结果制作图表、报告等，向相关人员或部门展示数据的含义和价值。

第六，采取行动。根据数据的反馈，制定相应的改进措施，并实施监督和评估，以确保目标的实现。

第七，反馈优化。根据执行的结果情况，立足关键指标数据进行分析，从中分析原因、提炼经验、剖析问题，提出优化改进建议。

（四）应用价值

通过数据量化的应用，医院管理者可以将抽象的管理目标和指标转化为具体的数字和统计数据，从而更准确地了解医院的运营状况、问题所在以及改进的方向。这主要体现为：

第一，考核依据与决策指导。在各类考核中设置量化指标，或对定性考核指标进行数据量化，通过评价指标量化来对业务发展、学科建设、科学研究等工作的过程及结果进行评估，从而了解医院、科室和个人的工作成效，发现工作中存在的不足，作为年终评比、岗位定级以及职称评定的重要依据，为医院制定针对性的发展规划等提供指导。

第二，规范有效与公正公平。采用数据量化的考核，简洁规范，较易实施，便于横向和纵向比较，明确所处的位置，清晰地认识优势和不足，同时避免外界和人为因素影响，保证考核公平公正，降低监督成本，减轻考核部门的工作负担。

第三，激发潜能与绩效提升。数据量化的应用能对职工的行为起导向作用，为职工一定时期内的工作和发展指明方向。将业务工作量和质量、研究成果等考核指标量化，使职工在工作过程中的行为可计算，无形之中使他们的一切工作行为都受到考核指标的约束。这不仅有助于激发职工的奋发向上、勇于进取的精神风貌，增强职工的上进和竞争意识，还能提高医院整体的绩效水平。

医院高质量发展进入量化时代，数据的应用在公立医院管理中扮演着愈发重要的角色。数据量化已成为现代医院管理不可或缺的手段。通过用数据量化评价公立医院管理，医院可以更加客观、准确地了解自身运营情况和管理绩效；不仅提高了医院的效率，还推动了医院管理向着更加科学、规范、现代化的方向发展，促进了医院管理水平的全面提升。在信息化和数字化时代，医院管理团队应积极应用数据量化的方法和工具，全面提升医院管理水平，为提供优质医疗服务和实现可持续发展贡献力量，推动医院高质量发展。

第二节　数据量化赋能现代医院管理

　　在云计算兴起、物联网普及以及精准医学的推动下，医疗数据正以空前的速度积累和扩展，我们正迈入医疗大数据时代。基于医疗大数据的量化管理模式是指利用医疗领域的大规模数据整合、分析和应用，以数据为基础进行管理决策和绩效评估，帮助医院实现更加精准、科学管理的一种管理方法。

　　近年来，广东省生殖医院通过对医院管理存在的问题进行深入思考，并结合信息化管理经验，成功将大数据与医院管理实践相融合，在工作中积极探索和总结出一套基于医疗大数据的数据量化管理方法，实现管理创新，在实践中推动医院管理模式的全面改革。

一、管理引领，驱动管理模式改革

　　如上一节所述，量化管理通常具备三个要素：目标设定、数据分析和绩效评估。基于医疗大数据量化的核心是对医院管理的各方面进行全要素量化，以便更精准地进行分析和决策。因此，医院以管理引领为核心，以数据驱动为手段，通过目标设定、数据分析和绩效评估的要素，实现管理工作的精准化、科学化和高效化。

　　首先，医院深入调研分析，围绕管理目标确定实现路径。在调研过程中，医院充分了解管理需求，广泛征求相关人员和部门的意见。通过组织职能部门从不同角度、不同岗位思考解决问题的方法，综合考虑劳动强度、技术难度、工作质量、工作效率、公益贡献等因素，将问题任务细化分解，制定全面、可行的路线图和解决方案。

其次，医院建立保障机制，合力推进量化管理模式的落地。通过建立配套的管理制度，明确考核目标、量化指标体系、标准要求和奖惩措施等，实现管理工作有据可依、有章可循。同时，医院积极推动业务工作的数字化转型，建立健全的信息系统，为管理工作提供数据采集、分析、考核和结果发布的工具，通过量化评价结果与切身利益挂钩，形成正向激励和反向约束机制，推动管理工作的高效运行。

最后，医院加强大数据分析监测，建立纠偏机制，不断完善管理工作。在实践中，医院意识到数据分析和监测对管理的重要性。通过持续性的数据分析和监测，医院能够及时发现管理过程中的漏洞和不足，不断优化机制，提升管理工作的质量和效率。医院在推进资源管理和绩效考核两项改革工作中，首先使用了这一方法，并取得了良好的成效，员工对改革的支持率和满意度非常高。

管理引领，以数据量化为核心驱动管理模式改革，逐渐成为医院发展的关键路径和重要支撑，同时，医院以此不断完善量化管理模式，推动医院管理水平的全面提升，为患者提供更加优质的医疗服务。

二、文化引领，驱动管理全方位升级

医院领导班子在各种场合、各项工作中带头运用"看数据说话、用数据管理、依靠数据决策、根据数据变化检验工作成效"的管理手段，通过政策引导和潜移默化，将数据量化管理转化为医院的一种风气、一种文化。全院员工在医院的管理模式改革和业务管理创新中，共同感受到了革新带来的变化，凝心聚力朝着医院发展目标迈进。

首先，文化引领的管理模式提升了管理层的思维层次。数据量化管理理念的融入促使管理层从全局的角度来思考问题、发现问题。特别是中层干部，他们借助量化管理模式，增强了解决复杂问题的能力，推动医院整体的科学化管理水平不断提升。

其次，文化引领的管理模式赋予员工科学的工作方法。在数据量化管理文化的影响下，员工逐渐转变工作方式，从经验主义转向科学的量化思维。员工的信息化素养和数据分析意识显著提升，对信息系统建设的需求增加，对工作的思考加深，并积极寻求数据支持来指导工作。

最后，文化引领的管理模式营造了积极向上的工作氛围。数据量化管理与绩效、晋职、评优等个人利益挂钩的管理模式，既体现了公开、公正、公平的原则，又避免了营私舞弊和投机取巧，让员工心服口服，激发了员工的工作热情和积极性。

通过文化引领，将数据量化管理转化为一种风气、一种文化，数据量化管理驱动管理的全方位升级使医院在管理工作中迈出了坚实的步伐。数据量化管理文化的构建，为医院的可持续发展奠定了坚实基础，为提供优质的医疗服务和满足患者需求提供了有力支持。广东省生殖医院将继续以文化引领为核心，推动管理模式的创新和发展，实现管理水平的全面提升，促进医院高质量发展。

第三节 数据量化助力管理模式创新

数据量化为医院管理带来了新的视角和手段，推动着管理模式的创新和进步。随着医院数据的不断积累和丰富，医院管理模式将逐步从传统经验主义转向科学循证决策的方向。数据驱动的管理决策将更加客观和准确，而不是仅仅依赖于个人经验和直觉。

广东省生殖医院充分利用医疗大数据和先进的信息技术，实现了对各项管理工作的全面量化，从而在制定策略、优化流程和提高效率方面更加科学，促进了管理模式的不断创新。例如，PDCA 循环优化工作方法和管理程序、实施"管理 MDT 式"综合查房破解专科建设难题，这些举措让医院能够更加灵活地应对挑战，推动了医院管理水平整体提升。

一、PDCA 循环有效控制管理全过程和工作质量

PDCA 循环是一种管理方法，包括计划（Plan）、执行（Do）、检查（Check）和处理（Action）四个阶段。在医院管理活动中，PDCA 循环已被广泛应用于绩效管理、医疗质量管理等多个领域，并取得了良好的效果。和数据量化管理模式一样，PDCA 循环作为一种解决问题的思维方式被应用到各种工作当中。数据量化管理与 PDCA 循环相结合，依照"看数据说话、用数据管理、依靠数据决策、根据数据变化检验工作成效"，可以更加系统和科学地进行管理，确保管理过程的稳健性和工作质量的提升，从而实现医院管理持续改进和优化。

首先，在计划阶段，数据量化管理为制定计划提供了依据和参考。通过收集、整理和分析大量的医院数据，可以全面了解医院的运营状况和

各项业务指标，识别潜在问题和优化空间。在此基础上，制定目标和计划，明确工作重点和任务，确保计划的科学性和可行性。

其次，在执行阶段，数据量化管理可以监控和跟踪工作进展。通过实时收集和更新数据，可以及时了解工作执行情况，发现问题和偏差，及时调整和纠正。数据的量化和数字化使得执行过程更加透明和可控，管理者可以随时查看数据指标，及时采取措施，确保工作按照计划顺利进行。

再次，在检查阶段，数据量化管理可以对工作结果进行评估和分析。通过对数据的反馈和检查，可以了解工作的实际效果，对比计划目标，发现问题和差距。基于数据的检查和分析，可以及时发现管理过程中的薄弱环节和改进方向，为下一轮 PDCA 循环提供经验教训。

最后，在处理阶段，数据量化管理可以指导改进和优化措施。基于数据的检查结果，管理者可以制定相应的行动计划，对不足和问题进行针对性改进。数据量化可以帮助管理者对改进措施的有效性进行评估，确定是否达到预期目标，从而指导后续工作的优化和调整。

由此可见，数据量化管理形成 PDCA 循环，确保真实有效的数据应用和反馈，实现持续改进、优化管理过程和工作质量。同时，数据量化的科学性和准确性使得 PDCA 循环更加有效和高效，帮助医院实现持续发展和提供优质的医疗服务。此外，数据量化遵循科学循证的手段和程序，有效地消除了管理者在执行过程中的人为因素，提高了管理行为的质量和整体绩效。数字化工具和标准化流程的运用，规范了医院管理方法和管理流程，增强了管理者的执行力，在 PDCA 循环中带来了高效和科学的管理方式，推动医院实现管理的质的飞跃。

二、"管理 MDT 式"综合查房破解专科建设难题

近年来，MDT（多学科会诊）模式已经成为医疗发展的趋势。这一模式打破了传统医疗孤立存在的格局，以患者为中心，借助多学科团队，制定规范化、个体化、连续性的综合治疗方案，为患者提供更全面、优质、个性化

的诊疗服务。MDT 模式与精准医疗需求相契合，让患者受益匪浅，因此备受欢迎。

广东省生殖医院创新性地将 MDT 模式应用于管理，依托数据量化管理思维推出了"管理 MDT 式"综合查房。通过该模式，院领导班子和行政职能科室主任深入基层，对学科进行全方位、精准化综合查房，科学精准地剖析科室临床、科研、资产、收支、党建、人员、信息化等各方面工作数据，确定发展目标和支持条件，并通过 PDCA 循环，解决学科发展的深层次问题，推动学科跨越式发展。

这项于 2021 年 4 月初启动的举措，由党委书记、院长李观明倡导，是一项创新探索，随后成为医院制度化、常态化的工作。医院每年制定综合查房计划表，实现临床和医技科室综合查房全覆盖。

推动医院高质量发展，需要将数据量化管理融入科室的日常工作。医院以数据量化为抓手，积极倾听科室及职工意见建议，将数据量化管理融入科室日常工作，为各科室量身定制问题解决方案。"管理 MDT 式"综合查房成为医院决策和管理层深入临床一线、督导重点工作的有效途径，实践证明，该举措取得了方向明确、措施实用、行动迅速的良好效果，有力地推动了医院的高质量发展。

（一）"术前"：数据精细体检，全面联合会诊

在开展综合查房前，相关科室根据医院办公室通知的查房要求，就被查科室发展定位、近年主要工作和临床业务开展情况、科研工作情况、人才结构情况、存在的问题和困难、分期发展目标和展望以及需要医院层面的支持等方面提前进行"自检"。数据的量化分析贯穿"自检"整个过程的各个方面。科室通过不同维度的数据剖析，全面客观地反映科室发展现状、问题所在和发展潜力，各行政职能部门就分管范围从多个维度的数据对该科室近年来的业务发展情况进行精细化"体检"，挖掘问题，找准标靶。这些维度的数据可以包括科室的临床病例数量和质量、科研项目的

进展和成果、人员结构和编制状况、资源利用情况、患者满意度等等。"被查科室自查剖析 + 职能科室联合会诊"通过对科室进行深度数据对比、分析，形成分析意见，为科室的综合查房明确了方向，确保了发现问题的全面性、针对性，为专科建设提供切实可行的建议。

医院办公室为了确保综合查房的顺利进行，采取了一系列准备措施。其中之一是将有关科室的相关材料编制成手册，提前 3 天送交给院领导和被查房的科室。其中，职能部门的分析报告收集了各部门对被查科室的数据分析和评价，为综合查房提供了专业的参考意见。

所有的意见、问题的提出，都是基于事实和数据，确保分析的客观性和建设性。这种规范的操作和准备，有利于医院领导班子对相关科室的全面了解和评估。同时，给予科室足够的时间，使他们有机会认真准备并回顾自己的工作，从而更好地应对查房过程中的问题和提出的建议，为综合查房的顺利进行提供了保障。

（二）"术中"：数据精准把脉，严格科学剖析

在综合查房过程中，数据被充分利用来对科室进行准确而全面的分析。这一过程涉及科室的业务发展、定位和目标等方面。科室通过对比分析详细的数据，向医院领导班子汇报业务发展中所面临的问题和计划采取的措施。同时，行政职能科室运用详细准确的数据，对科室的临床和科研业务发展、财务状况、党建、人员和资产变动、信息化建设等方面进行科学精准的剖析。这种剖析是细致入微的，涉及各个细节和具体数据，以发现问题并提出切实可行的建议。医院领导班子结合学科的定位和发展目标，综合行政职能科室的意见，给予科室全面的建议和辅助。这些建议基于对科室数据的精准分析，旨在推动科室的改进和发展。通过数据精准把脉和严格科学的剖析，综合查房模式确保了评估的准确性和科学性。

通过这种综合查房模式，医院能够更好地了解各科室的现状和问题，并提供针对性的指导和支持。数据作为决策的重要依据，能够提供客观、

准确的信息，为科室的改进和发展提供有力支持。这种精细的数据分析和科学的剖析过程，也有助于医院更加有效地管理和推动各个科室的发展，为提供优质的医疗服务打下坚实基础。

以 2021 年 10 月 12 日生殖医学中心综合查房为例，生殖医学中心负责人首先从发展历史与现状、业务工作发展规划与前景思考、工作困难与思考、当年工作重点与阶段汇报四个方面介绍和分析科室情况，并提供了具体的数据支持。随后，院领导和职能部门结合《行政查房工作手册》内容对生殖医学中心发展提出了针对性的建议和措施。数据量化管理在对生殖医学中心的各方面进行评估和提出建议时起到了重要作用。人员基本状况方面，通过详细分析生殖医学中心的人员组成、流动情况、学历和职称等数据，深入了解人员结构对科室发展的影响。根据详细的数据分析，提出招聘建议，以优化人员结构，提高科室工作效率。收入成本情况方面，通过数据趋势分析，了解科室的财务状况。在此基础上，提出了成本控制等方面的建议，以实现经济效益的提升和科室的可持续发展。党建工作状况方面，对生殖医学中心的党建工作进行了评估，并通过数据分析指出存在的问题和不足之处，例如，党员发展数量较少、支部建设不完善等。在此基础上，提出了加大党员发展力度、加强党风廉政建设等方面的建议，以推动党建工作的改进。临床和科研状况方面，通过数据分析对生殖医学中心的临床业务工作量、行风建设和依法执业、医疗质量与安全以及科研情况进行了评估。通过评估临床工作量、医疗质量和科研能力等方面的数据，提出了需要加强业务开拓能力和提升科研能力等方面的建议，以提高科室的临床服务能力和科学研究水平。最后，在全面了解生殖医学中心的现状和问题之后，院领导班子针对科室建设与学科发展，提出了相应的措施和要求。

（三）"术后"：数据精确定位，复诊确保成效

综合查房重在做"实"上下功夫，力求从细处着眼、从小处着手、

从实处着力。对综合查房指出的问题，现场能解决或答复的，相关职能部门即时办理；对于预期问题、难点问题和需深入研究的事项，提交医院相关会议研究解决，并根据会议纪要形成综合查房决定事项督办表，制定推进措施，明确责任部门、分管领导和办理时限。对落实力度不强、进度推进滞后的，负责人要说明原因，进行追责问责，推动各项问题得到有效整改。

综合查房"发现问题—解决问题—追踪反馈—发现新问题"的循环充分体现了 PDCA 在医院质量管理中的应用。

开展"外科手术式"综合查房即借鉴军事外科手术式打击的"精准狠"，精准查摆科室发展中存在的问题，目标定位准，措施力度狠，问题解决尽，真正实现"问题发现在一线，解决在一线"。为了确保每次综合查房既能推动被查科室改进工作，又能对其他科室起到警示、借鉴和示范作用，综合查房的内容会及时记录在会议纪要中，供全院各科室中层干部学习对照、改进不足和完善工作，以扩大综合查房的影响和效果，促进各项工作的持续改进。

基于数据量化管理模式的"管理 MDT 式"综合查房对促进学科发展效果十分显著。比如，男科 2021 年、2022 年、2023 年上半年的门诊诊疗人次同比分别增长 28.05%、2.84%、22.59%，手术量较上一年分别增长 117.24%、6.35%、46.89%，外供精液较上一年分别增长 15.80%、15.00%、33.30%，2023 年自精保存业务平均每周接待人数较两年前增长了约 100%，搭建的全国最大精液分析质量控制平台，吸引了各省区市 180 余家生殖中心和人类精子库自愿参加，国家卫生健康委人类精子库技术培训基地近 5 年培训人数约占全国三家人类精子库培训基地的 80%。生殖医学中心 2021 年、2022 年、2023 年上半年的门诊诊疗人次同比增长均保持在 15% 左右，试管婴儿手术量同比增长均在 20% 左右，人工授精手术量同比增长均在 14% 以上。

男科：全方位、精准化综合查房的第一站

"综合查房就是毫无保留把科室情况剖析给大家看，并在讨论中得到持续发展的有效建议。"到 2023 年 7 月，作为医院重点建设的龙头科室，男科已经历了两次综合查房、一次行政督导，副院长兼男科主任张欣宗回忆整个过程，"医院集体的智慧和支持，从各角度给予的建议，对科室发展大有裨益。"

2021 年 4 月 14 日下午，党委书记、院长李观明带领领导班子成员、行政职能科室负责人对男科的科室管理、业务发展、学科建设、人才培养等工作进行了"外科手术式"全方位、精准化综合查房。这是广东省生殖医院将开展综合查房作为一项制度化、常态化的工作进行部署的第一站。

医院选择让男科率先试点"管理 MDT 式"综合查房，这一决策是经过深思熟虑的。首先，与其他科室综合比较，男科在发展方面有较好的基础，因此更适合成为医院管理创新示范的试点科室。其次，男科有着较高的配合度和创新发展的愿望需求。

男科集男科临床诊疗技术、男科实验室检测技术、人类精子库技术于一体，拥有广东省人类精子库、国家卫生健康委人类精子库技术培训基地、中国妇幼保健协会人类精子库与生殖男科学组等平台，并提供全面的男性生殖诊疗服务的诊疗中心，是国家卫生健康委男性生殖与遗传重点实验室的重要组成部分。

尽管男科在积累实力和学术影响力方面取得了显著成绩，但"管理 MDT 式"综合查房的目的在于鼓励科室勇于面对问题、集思广益，并以目标为导向，直击难题。只有深入探讨存在的实际问题，才能避

免陷入问题回避或掩饰的困境。在时任男科主任张欣宗的领导下，男科毫无畏惧地接受来自综合查房团队的公开审议。

一、发现问题

在综合查房中，男科对科室近六年各项临床业务的发展情况、科研工作开展情况进行了详细的对比分析，并汇报了各项业务发展面临的问题和拟采取的应对措施、科室发展定位及目标等方面的内容。各行政职能科室采用详细、精确的数据，对男科临床和科研业务发展、收入和支出、党的建设、人员和资产变动、信息化建设等方面的情况进行了科学、全面、精准的剖析，通过细致地"抠"细节、精准地"算"细账，共查找出存在的问题 10 个，问题主要聚焦于以下方面：

整体业务量增长呈现疲软态势，尤其是 2020 年以来，受新冠肺炎疫情影响，出现负增长，其中尤以住院业务量、对外供精业务量降低最为明显；临床医师门诊接诊量下滑；开展的住院手术种类较为单一，手术量少，部分呈下降趋势。科研项目申报积极性逐年上升，但大多数聚焦于精子、精液的研究，对大男科临床疾病关注度严重不足。在人均业务量逐年下降的情况下，用房面积、固定资产、办公用品和试剂耗材等成本每年增加，缺乏"勒紧裤带过日子"的节约意识，成本监督也做得不够。

二、分析和解决问题

综合查房团队明确了男科的发展定位和主线任务，旨在解决业务增长疲软问题，实现在广州医疗高地激烈竞争中突围。为此，通过"管理 MDT 式"综合查房，确定了五大计划，包括实施临床和科研"双提升"、人才提升、影响力提升、业务量提升等，以提升临床和科研水平为核心。此外，明确了三大主线任务，包括找准业务拓展和增长点，整合科研资源,加大宣传力度。为实现这些目标,列出了10项任务清单,并明确了责任分工,通过数字化管理工具和标准化流程的引导,形成了强大的合作力量,以分析和解决问题为主题,推动男科整体发展,提升医疗服务质量,实现科室的长期发展目标。

三、追踪反馈

"管理MDT式"综合查房后,男科厘清自身存在的问题,重新明确了定位,业务、科研等方面都有了具体目标,按照目标管理的方法,张欣宗带领科室分解目标,制定了相应的计划,并狠抓落实。

(一)业务增长举措及成效

经数据分析,医院男科业务由三个部分构成:临床、精子库和男科实验室。其中,实验室为被动服务型,主要是做好服务。存在明显开拓和提升空间的是临床和精子库。临床板块的业务量增加主要通过拓展新业务、新技术,提供优质服务等方式;精子库板块的供精业务基本为收支平衡状态,未来群众的主要需求和业务增长点在自精保存业务,重点服务人群为肿瘤患者。

1.人类精子库自精保存业务

随着肿瘤发病率增加、晚婚晚育比例增高以及一些特殊行业人士保存生育力意识的提升,自精保存业务的需求在增加。作为广东省唯一的人类精子库,自精保存业务可能成为科室未来主要增长点之一,科室积极采取了以下措施:

一是做好现有自精保存业务的后续服务。以往续存,必须回人类精子库办理手续,2021年,为了减少患者往返奔波,科室通过提升信息化水平,实现网上完成续约缴费。

二是积极拓展新业务。积极参加放射和肿瘤专业相关的学术会议,并与省内各地区生殖中心加强沟通交流;积极主动和各医院肿瘤科建立联系，让更多医生和患者知晓广东省生殖医院可以开展自精保存业务，垂直化、精准化帮助肿瘤患者留住生育的希望，践行公益机构社会责任。同时加大科普宣教力度，向公众开展科普，扩大自精保存业务的公众知晓度。

三是以患者为中心，优化服务流程。自精保存业务的流程经过5次修改、简化，将就医时间由原来的四五个小时压缩至现在的一个半小时，并及时为群众答疑解惑，帮助其明确自身需求和操作流程。

通过优化流程、量化管理和绩效激励，团队的工作积极性、主动性、创造性明显提升。2023年，平均每周接待自精保存人数较2年前增长了约100%，自精保存业务增长明显，越来越多患者慕名前来。目前，广东省人类精子库自精保存业务量居全国前列。

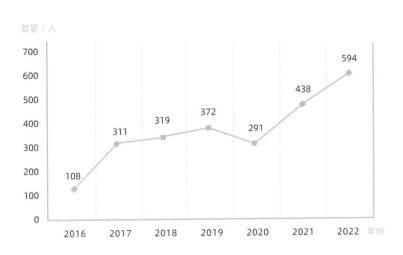

数量/人

2016–2022 年广东省生殖医院自精保存人数

2. 临床业务

临床上，科室将业务增长作为工作的重中之重，积极拓展诊疗范围，2021年新开设了无精子症诊疗中心、生育力保护中心，在做好传统优势学科生殖男科的同时，将男性健康视为发展的大方向，开展克氏症、勃起功能障碍等特色疾病慢病管理；将男性（男孩）包皮手术、输精管结扎手术等小手术做出特色，以特色服务带动临床发展；拓展性功能障碍、前列腺疾病及其他男科疾病诊治业务；新开展鞘膜翻转、隐睾下降固定术等项目。2022 年开设省内首个性健康管理中心；新开展阴茎硬结切除术、包皮修复整形术等项目。下一步，科室还将打造青少年发育评估中心、男性更年期管理中心。

同时，以"国内最全面的无精子症诊疗体系"为核心，加强院内无精子症特色诊疗和专家专科宣传，提升男科在业内的影响力。一方面，通过学会、专科联盟等平台，对省内及周边省份宣传；另一方面，作为广东省医学会计划生育学分会男科学组、广东省医师协会生殖医学分会男科学组组长单位，学组委员已涵盖全省54家生殖中心，利用平台进行宣传。主要为其他科室提供服务的男科实验室，在有了明确目标后，工作紧迫感明显增强，业绩和效率意识大幅提升，通过优化流程、提高人员利用率等，持续缩短出报告的等待时间，提升服务质量和水平。

（二）科研举措及成效

科研上，实施积分管理办法。医生和护士参与的每一项工作，细小到收集标本等，也可以获得积分，调动大家参与科研的积极性；同时，将所有经费统一管理，对有科研意向和方向的人员，先预支部分经费开展工作，待取得一定进展后，再去申请项目，打破"没有实验基础就无法申请项目，因拿不到经费，就做不了科研"的恶性循环，鼓励全员参与科研，为年轻成员做科研创造有利条件。

此外，针对科研人才不足、基础研究条件不足、动物试验条件不具备等短板，男科主要从 3 个方面着手：引进博士，加强科研团队；聘请暨南大学朱伟杰教授为指导老师；加强与外单位合作。通过人才队伍建设与科研创新，不断驱动临床业务，进入良性发展轨道。

精液分析质量控制成果在国际男科顶级杂志 Andrology 公开发表，

牵头制定了《人类冷冻精液质量安全专家共识》《关于筛查合格供精志愿者的标准更新的中国专家共识》。

男科"管理 MDT 式"综合查房前后的科研成绩

年份		2019	2020	2021	2022
项目 / 个	省级项目	0	1	1	0
	市、厅级项目	2	2	2	7
论文 / 篇	SCI 论文	1	1	7	11
	中文论文	4	8	14	7
著作 / 部		2	0	2	4

通过此次综合查房,男科明确了发展目标和定位,致力于用 5 年时间将科室打造成具有显著影响力的生殖男科临床和科研中心。男科全体员工在院领导及相关科室的支持下,齐心协力,紧紧围绕"如何增加业务量,降低运行成本;提升临床诊疗水平、精子库技术、男科实验室技术、相关管理能力、科研能力及业内学术影响力"这一目标开展各项工作。综合查房的实施激发了男科全体干部职工的工作热情和创业精神,科室坚持数据量化管理,采取多项措施取得阶段性进展。

2021 年 8 月,男科就查房后的工作推进和成效进行了汇报;2022 年 10 月,院领导班子对男科查房后的工作进行行政督导;2023 年 4 月,医院再次对男科进行 MDT 综合查房。数据显示,科室业务量和收入增加,运行成本降低,临床诊疗水平、精子库技术、男科实验室技术和管理能力等不断提升。科室正朝着成为全国具有一定影响力的学科迈进,愿景正在逐渐变为现实。

麻醉科：科学剖析，精准施策

在医院中，麻醉科通常是一个不太显山露水的科室。很多人对麻醉科的工作不太了解，将其视为医院的边缘学科，但作为资深从业者，广东省生殖医院麻醉科主任卿朝辉通过一个比喻形象地描述了麻醉科的地位：麻醉科就像飞机起飞降落的指挥所和控制台，对于飞行安全起着关键的作用。

一、明确问题清单

作为一个支撑性学科，医院麻醉科的业务开展通常处于被动状态。虽然麻醉科也开设门诊，但业务开拓常常依赖于临床科室。这种惯性思维让麻醉科在相当长的时间内较为被动，只注重质量控制和服务提升，业务拓展较为缓慢。

随着医院"管理MDT式"综合查房逐渐走向常态化，2022年3月24日，医院将当年综合查房第一站定在麻醉科，对麻醉科进行了全方位、精准化的查房，以推动麻醉科由过去的被动式服务转变为主动式服务。

这次查房重新明确了麻醉科的发展方向，将重点放在临床业务的提升和服务水平的改善上，并为麻醉科制定了具体的发展路线图。

医院麻醉科是集临床手术麻醉、急救复苏、疼痛诊疗和科学研究于一体的一级临床科室，由手术中心和消毒供应中心两大部分组成。综合查房团队以问题为导向，从麻醉科的人员结构、学历水平、业务收入、手术麻醉工作量、科研立项以及各项支出等方面对麻醉科进行深入分析，发现麻醉科在发展中还存在学科定位不清、服务质量有待提升、科研能力薄弱等问题。

二、明确主线任务和清单

医院领导班子结合查房团队的分析意见，明确了麻醉科的三大主线任务：强化品牌意识、做好优质服务、增强科研能力，提升医疗服务质量，实现科室的长远发展目标。综合查房团队制定了八项任务清单，并明确了责任分工，将任务分解到各个科室，以形成强大的合作力量来解决问题。

三、主要举措及成效

上面千条线，下面一根针。要想取得实质性的变化和突破，需要精准的目标分解和详细的执行计划。科室主任卿朝辉带领麻醉科团队，以明确的发展定位、主线任务和任务清单为指导，精心制定了科室的发展计划，并将目标分解为可操作的具体任务，确保每个成员都清楚自己的责任和任务。卿朝辉深知，麻醉科的转变，不仅仅是从被动式服务向主动式服务的转变，更是一种对关键指标的高度关注和追求。

在业务增长方面，麻醉科既有主动的一面，也有被动的一面。主动的一面体现在积极拓展新的业务领域，而被动的一面则依赖于手术科室业务的增长。

1. 麻醉门诊业务增长

无论是主动还是被动，麻醉科始终以提供优质服务为核心。随着舒适化医疗在医院不断推广，门诊手术患者对手术麻醉的要求也日益提高。麻醉科充分结合自身的专业特点和单位特色，致力于更好地缓解门诊手术患者的焦虑、担心和恐惧，为患者提供安全、舒适、有效的就医体验。

首先，注重做好相关宣教工作。麻醉门诊不仅仅是为了解决疼痛问题，更重要的是消除患者对手术和检查过程的恐惧。通过针对性的宣教活动，麻醉科积极向患者传递安全、舒适的就医理念，增加患者对麻醉门诊的认知和信任。

其次，积极拓展新业务。例如，大力推进无痛取卵手术，在无痛取卵手术方面取得了显著的进展，目前约有84%的取卵手术采用无痛麻醉；同时积极配合相关科室开展无痛输精管结扎术和无痛四维超声子宫输卵管造影术，取得了良好的效果。这些新业务的开展大大减少了患者的不适感，提高了患者的舒适度，提升了患者的就医体验。

多措并举之下，麻醉科门诊业务量实现了显著的增长。2021年，麻醉预约门诊量相比2018年增长了2.5倍。2022年的预约门诊量刷新纪录，比2021年增长25.20%。

2. 住院手术量的增加

为了更好地为患者提供方便、为手术科室医生安排患者的手术时机，麻醉科采取了以下主要措施：

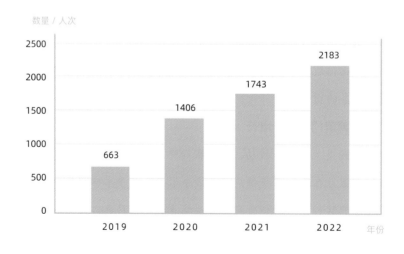

2019—2022年麻醉科预约门诊人次

首先，取消了对手术通知单的时间限制。以往，麻醉科仿效其他医院，当天上午11点停止发第二天的手术通知单（急诊除外）。然而，麻醉科考虑到尽量减少外地患者就医多次奔波，取消了限制时间的规定，并取得了良好的效果。

其次，强化手术麻醉的安全管控。麻醉科积极学习新技术，目前主要开展麻醉深度监测和目标靶控输注技术，这大大提高了患者的麻醉安全性、舒适度和麻醉效果，使手术科室医生对麻醉科的信任感增强。

第三，建立了住院手术每月手术麻醉总费用统计。自2021年3月开始，麻醉科根据数据的动态变化，分析内在原因，并及时进行改进，以督促科室不断进步。

数据是客观的，不会欺骗人。通过对近几年的数据分析，可以看到，麻醉科的手术量在2019—2020年呈现下降趋势，然而，在2021年通过"管理MDT式"综合查房科学剖析、精准施策后，麻醉科的手术量出现了稳步上升的态势。

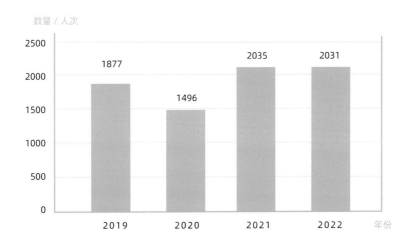

2019-2022年麻醉科手术总量

不断提升的业务量和工作效率背后，凝聚着每位员工的辛勤付出。

卿朝辉坦言，麻醉科在科研基础方面相对薄弱，但近年来一直在努力迎头赶上，发表的科研文章数量逐年增加。在医院领导班子的带领下，麻醉科鼓励科室全员参与科学研究，员工的科研积极性正在不断提高：截至 2023 年 6 月，麻醉科已经发表了 11 篇科研文章，目前还有 2—3 篇在修稿中。

麻醉科始终秉承数据量化管理模式，在实现总体目标的道路上取得了阶段性进展。在"管理 MDT 式"综合查房的指导下，科室的业务量和业务收入都有了显著增长，运营成本也降低了，与此同时，科室管理能力也在不断提升。这一切使得麻醉科更加坚定地肩负起责任，推动着医院这架飞机冲向云霄，行稳致远。

医院高质量发展进入了数据量化时代，数据量化的应用在公立医院管理中扮演着愈发重要的角色。通过用数据量化评价，医院可以客观、准确地了解自身运营情况和管理绩效，推动管理水平全面提升。广东省生殖医院以医疗大数据为基础，创新数据量化管理实践，引领管理模式的全面改革。数据量化助力医院管理模式创新，促进了学科发展的跨越式进步，为医院提供优质的医疗服务奠定坚实基础。2022年，广东省生殖医院新设立生殖中医科、生殖免疫科、产科。医院将继续以高质量发展为使命，围绕不育、生育、节育三大领域，稳步拓展儿科、产前诊断、乳腺外科、性与生殖心理、青春期发育、更年期保健等业务学科，建设覆盖从青春期到更年期的全生育周期学科体系，打造"以生殖男科为龙头，生殖医学中心、生殖免疫、生殖中医、优生遗传等学科技术引领"的全国一流的高水平研究型生殖医院，为群众提供从青春期到更年期的全生育周期一流服务，为更多家庭圆生育梦。

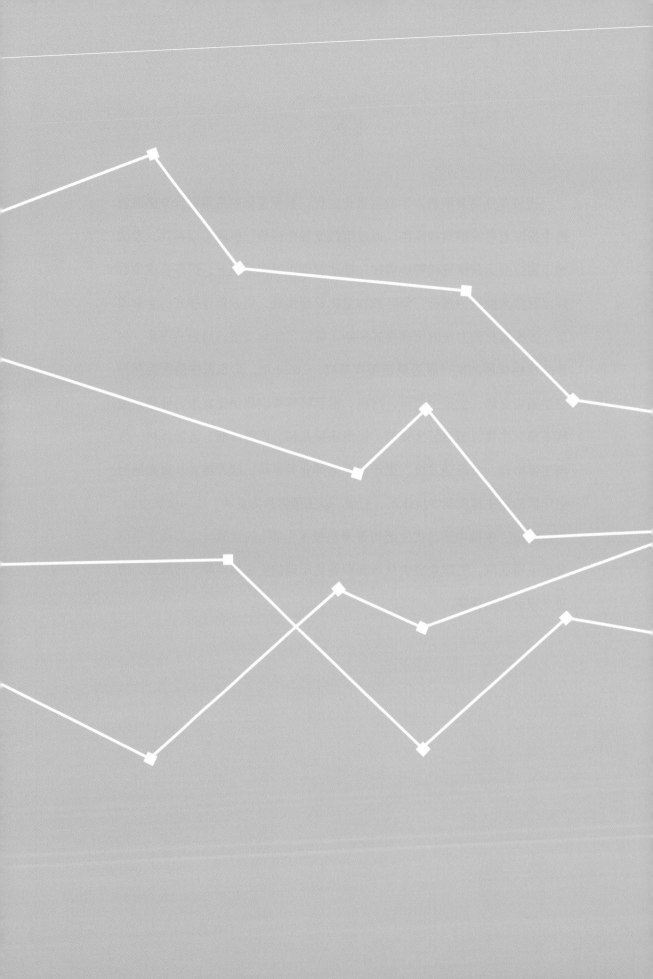

第三章

医疗业务量化管理

　　医疗业务是医院工作的核心，也是医院高质量发展的重要内容。它不仅体现着医院的医疗质量和效率，更直接关系到人民群众的健康和福祉。医院的核心竞争力依赖于医疗业务的持续发展和高效管理。不断提升医疗水平、提高服务质量，满足日益增长的健康需求，是医疗业务有效管理的首要目标，也是现代医院管理的追求。

　　为了推动医疗服务的创新与发展，实现医疗业务的持续提升和突破，医院必须从管理层面进行改革与创新，构建适应行业趋势和患者需求的医疗服务体系，通过强化医疗质量管理、优化医疗服务模式等方式，不断创新医院业务管理，持续促进医院高质量的发展，持续改善就医感受，提升患者体验，为社会提供更优质的医疗服务。

第一节 医疗业务创新

随着医疗技术日益趋同，医院如何提供独特而高度专业的医疗服务，不仅决定了其在卫生领域的地位，还直接影响着人民群众对其的评价和口碑。医疗业务创新能为医疗业务持续发展提供新颖、有效、有价值的改进和突破，促进医院转型升级，形成自身的品牌优势。因此，医院要积极开展医疗业务创新，不断满足患者需求，提升自身价值，实现高质量发展。

一、基于 SWOT 分析的发展战略

公立医院需要提高医疗业务创新水平，这是涉及医院战略发展的重要问题。为了制定相应的发展战略，医院运用 SWOT 分析法，这是一种分析组织内外部环境的有效工具，涵盖优势（S）、劣势（W）、机会（O）和威胁（T）四个方面。通过 SWOT 分析的结果，医院全面了解自身的优势和劣势，把握外部的机会，规避可能的威胁，为制定切实可行的发展战略提供重要依据。

在竞争激烈、环境复杂的当下，广东省生殖医院要在战略管理中形成医疗业务的竞争优势，必须运用 SWOT 分析，准确把握发展的方向和重点，实现战略目标的科学制定与有效实施。

第一，优势分析：识别医院相对于其他医疗机构的优势，涉及政策支持、资金保障、人才储备、技术水平、服务范围等方面。

广东省生殖医院作为广东省唯一的省级生殖专科医院，拥有省内唯一的国家卫生健康委男性生殖与遗传重点实验室、省内唯一设有人类精子

库的医疗机构，具备独特的优势。医院具有专业技术优势，业务"小而全、专而精"，设生殖医学中心、男科、妇科、优生遗传科、生殖免疫、生殖内分泌、生殖中医、生殖健康体检等专科，能够为患者提供全方位的不孕不育疾病诊疗和人类辅助生殖技术等生殖健康服务。医院采取研究所与专科医院并存的发展模式，实现了科研与临床的互相促进和共同发展。最后，医院地理位置得天独厚，位于广州市中心，具备便捷的交通和广阔的影响范围，为患者提供了便利的就医条件。

第二，劣势分析：识别医院存在的劣势，涉及管理体制、运营效率、质量控制、创新能力、患者满意度等方面。

广东省生殖医院业务以不孕不育诊疗、辅助生殖技术为主，较为单一，抗风险能力较弱。尽管医院已搭建了国家重点实验室科研平台，但整体科研能力未得到明显提升，科研层次偏低，科研成果偏少，学术引领作用未能形成。现有专业技术人才结构不够合理，缺乏品牌学科学术带头人，缺少创新力与竞争意识，核心竞争能力较弱。

第三，机会分析：识别医院所处外部环境中有利于其发展的因素，涉及政府政策、社会变化、技术进步、需求变化等方面。

随着国家实施三孩生育政策和配套生育支持措施，生育需求将逐步增加，对生殖医疗服务和生殖高新技术服务的需求将日益增长，生殖健康服务的需求空间将进一步扩大。作为生殖专科医院，广东省生殖医院应积极响应国家政策，满足人民群众日益增长的生育健康需求。

第四，威胁分析：识别医院所处外部环境中不利于其发展的因素，涉及竞争压力、法律风险、资源紧缺、社会问题等方面。

医院面临着来自其他同类医院和综合性医院的竞争威胁。截至 2022 年 12 月 31 日，广东省经批准开展人类辅助生殖技术服务的医疗机构共计 54 家，位于广州市的就有 16 家[1]。医疗行业竞争加剧，群众对医疗服务的需求也呈现出多样化、专业化和个性化的特点，加之近年来医患冲突

---

[1] 广东省卫生健康委：广东省经批准开展人类辅助生殖技术服务、设置人类精子库的医疗机构.http://wsjkw.gd.gov.cn/zwgk_bmwj/content/post_4084492.html.(2023-01-13)[2023-08-21].

事件频发，如何应对这一挑战，是一个巨大的考验。

通过 SWOT 分析法制定发展战略的核心要义是利用优势提高竞争力，克服劣势提高运营效率，抓住机遇开拓新业务，规避威胁降低风险。公立医院面临竞争加剧、患者需求增长、政策环境变化等挑战，提升医疗服务质量和核心竞争力是战略发展的关键。医院必须立足患者需求，敢于创新和突破。医疗业务创新是医院适应时代发展、实现可持续发展的必然选择。只有通过提升医疗业务的创新水平，医院才能在竞争中脱颖而出，确保在卫生领域的地位，并赢得群众的认可。

广东省生殖医院基于专科优势，立足患者需求，以首创思维开展医疗业务，推出一系列引领性、个性化的医疗服务，以专注、专业、专心的态度将生殖学科发展为技术更突出、优势更明显的精品专科，以解决临床问题为核心攻关课题，形成新观点、新技术、新方法和新标准，促进生殖相关重大疾病临床研究和医学科技成果转化，打造生殖前沿技术高地。

二、数据量化管理在医疗业务创新中的实践

数据量化管理的理念已成为广东省生殖医院的共识，医疗业务量化管理也深深植入医院管理理念之中。医疗业务量化管理的核心理念在于将医院的各项业务转化为可衡量的指标和数据。通过量化的手段，医院能够对患者就诊、医疗质量、医疗资源利用等方面进行全面评估和监测，发现问题，解决问题，并在不断的优化中提升自身的核心竞争力。

近年来，广东省生殖医院通过业务量化管理，深入分析医疗业务的各个环节，准确把握患者的需求趋势、疾病特点等，制定了相应的发展战略和业务规划。同时，医院从数据中发现问题、分析需求，坚持创新驱动，善于利用大数据等工具，基于专科优势，立足患者需求，推出一系列引领性个性化医疗服务。此外，医院实施"品牌构建"战略，争创生殖健康专科品牌，布局建设从青春期到更年期的全生育周期学科，形成驱动业务全面发展的良好效应。

（一）政策引领，数据分析，驱动业务创新发展

随着"三孩"生育政策的放开，提高出生率和人口质量成为关系国家和民族前途命运的大事。在此背景下，与生殖健康相关的问题，如不孕不育发病率上升、高龄生育带来的风险增加、生育力保护、生殖健康等，越来越引起人们的重视。

根据世界卫生组织2023年4月4日发布的一份最新报告，大约17.5%的育龄人群患有不孕不育症[1]。这意味着，全球每6名育龄人士中就有1人受到不孕不育症影响。发表在《柳叶刀》上的《中国女性生殖、孕产妇、新生儿、儿童和青少年健康70周年报告》指出，2007—2020年，我国不孕发病率已从12%升至18%。不孕不育症严重危害了人类的生殖健康，但其病因十分复杂。经过不孕症常规诊断评估后仍无法确定不孕病因的不孕状态，称为不明原因不孕症（Unexplained Infertility，UI），约占不孕症的10%—30%，其中，男性不育作为唯一不孕不育的因素约占不孕不育夫妇的30%，同时合并其他不孕因素的情况约占20%—30%[2]。《妇产科学》第9版将不明原因不孕症归为男女双方均可能存在潜在不孕因素的范畴，约占不孕症病因的10%—20%[3]。这表明，生殖健康领域存在诸多亟须解决的问题，越来越多的人亟须获得高水平的生殖技术和高质量的生育保健服务。

2022年8月16日，国家卫生健康委、国家发展改革委等17个部门发布《关于进一步完善和落实积极生育支持措施的指导意见》，要求各地从财政、税收、保险、教育、住房、就业等各个方面，完善和落实积极生育支持措施，为推动实现适度生育水平提供有力支撑。广东省生殖医院作为省内唯一的公立生殖专科医院，为顺应三孩生育政策、服务人口长期发

---

[1] 据世卫组织报告，全球每6人中就有1人受到不孕不育症影响.https://www.who.int/zh/news/item/04-04-2023-1-in-6-people-globally-affected-by-infertility.(2023-4-4)[2023-08-20].
[2] 杨一华，黄国宁，孙海翔，等.不明原因不孕症诊断与治疗中国专家共识.生殖医学杂志,2019,28(09):984-992.
[3] 谢幸，孔北华，段涛.妇产科学.9版.北京：人民卫生出版社,2018.

展战略，多措并举，以特色化、精细化、专业化的诊疗以及多项公益活动，全方位帮助不孕不育患者"怀得上、孕得好、生得优"，为众多家庭圆生育梦。

正如医院党委书记、院长李观明所言，"生殖医院的使命，与国家生育政策同频共振，医院应当积极落实国家生育政策，在不同的时期作出应有贡献"。

2021年以来，广东省生殖医院陆续推出了一系列具有引领性的"全国、全省首个"业务，得到业界的广泛关注和患者的高度肯定。

2021年4月，成立全国首个男性生育力保护中心，开设全国首个男性生育力保存门诊，为肿瘤患者开通生育力保存绿色通道。

2021年6月，上线全国首个人工智能供精人性化匹配系统；成立全省首个"无精子症"诊疗中心。

2021年9月，推出全省首个周一至周五均提供服务的生殖专家多学科联合诊疗（MDT）门诊。

2022年10月28日"世界男性健康日"之际，推出全省首个"性健康管理中心"。

…………

针对这一"首创精神"，分管医疗的副院长黄伟彪表示，"对我们医院来说，我们就是想做到'人无我有，人有我优，人优我特'，走出自己的专科医院特色"。为此，医院持续提升实力，着重发展符合专科医院特色的领域，如不孕不育的诊疗、辅助生殖技术、生育力保存、优生优育以及生殖保健等。

生殖疾病病因复杂且具有多样性，涉及遗传学、生殖医学、男科学、妇科学、内分泌学、心理学等多个学科。对患者及其就诊流程的数据分析显示，为找出不孕不育的原因，患者和家属经常要到多个科室就诊，导致诊疗周期过长、医疗负担过重。为解决这一难题，医院领导班子专题研究破解之策，融合生殖医学中心、妇科、男科、生殖免疫科、优生遗传科、中医科等细分学科的优势，组建了全省首个周一至周五均提供服务的生殖专家多学科联合诊疗（MDT）门诊，由多个学科专家同时对患者夫妻双方进行联合会诊，男女双方同步治疗，有效提高了诊疗效果，减轻了患者负担，受到不育不孕家庭的一致欢迎和好评。

医教科科长李龙权介绍，不孕不育原因复杂，患者的心理压力也很大，尤其对疑难杂症、高龄患者而言，及时发现病因，对症治疗，有利于帮助他们节省宝贵的时间。为了更好地服务这一群体，门诊医生会建议有必要的患者夫妇挂 MDT 门诊号，医教科专门设置了 MDT 门诊秘书，由各科室临床医生轮流担任，及时梳理需要转诊或反复检查的患者情况，组织各学科专家会诊，有效提高了诊疗质量和效率。

在引入一系列创新性业务之后，医院积极采用数据量化的方式对医疗业务发展中的关键指标进行衡量和评估。其中包括业务的追踪回顾，以详细分析每个环节的具体操作和效果，并以此为基础，结合外部环境和内部业务长期规划作出适时的调整，实现医疗业务的优化和改善。在每两周召开的院长办公会、每月召开的全院中层会以及"管理MDT式"综合查房中，医院领导班子和各科室负责人均会对业务发展的相关指标数据进行分析，包括整体业务量、作为平台科室对内提供的服务量、医生平均每节接诊数、医疗质量、服务态度等，通过数据图表，查找、分析存在的问题和短板，并以问题为导向，制定相应的改善计划，补齐短板，拓展新业务。

延展阅读

好孕不期而遇，源于广东省生殖医院 MDT 专家给予的信心

小丽在同事的介绍下，与先生一起来到广东省生殖医院挂钟兴明主任的号就诊。一见到钟主任，小丽绷不住了："主任，我们结婚已经五年了，一直都没能怀孕，现在心理压力特别大，您看看我这种情

况是否有机会怀孕……"

原来，小丽自从 14 岁"大姨妈"来报到开始，月经周期一直不准。大大咧咧的小丽一直没太关注这件事情，但是当婚后看到同龄的姐妹们一手牵着大宝，一手抱着二宝的幸福模样时，小丽开始着急了。

去医院做了检查后，小丽不仅被诊断为"多囊卵巢综合征"，还伴有"子宫畸形"。接下来，小丽开始她兜兜转转的求子之路了。

来到广东省生殖医院后，钟兴明主任让小丽系统地做了不孕症的相关检查，最后诊断为：

1. 女性不孕症；

2. 多囊卵巢综合征；

3. 胰岛素抵抗；

4. 单角子宫畸形；

5. 子宫内膜息肉。

看到这么多的诊断结果，小丽感到绝望，甚至产生了为了不拖累先生而与之分手的念头。钟主任耐心跟她解释："虽然问题比较多，但并非一定不能生育。从明确的病因入手，克服每一个困难，相信最终会有好的结果。"

接下来，钟主任给小丽制定了详细的诊疗计划，考虑到小丽已经35 岁，建议小丽夫妇可以行试管婴儿治疗。小丽接受了这个建议，最终获得 3 个胚胎。

可是，命运似乎再次捉弄了小丽。在移植了一个周期并未妊娠后，又正巧遇上 2020 年新冠疫情暴发，让小丽的求子之路戛然而止。

再次回到求子之路时，小丽已经 37 岁了。该怎样继续走下去呢？面对彷徨的小丽，钟主任建议她进行多学科联合诊疗（MDT）。

由生殖免疫内分泌专家钟兴明主任医师、妇科专家李玉华主任医师、男科专家张欣宗主任医师、优生遗传科专家郑立新主任医师和生殖医学中心崔媛媛博士等组成的 MDT 专家团队，对小丽的病情做了认真详尽的分析和充分的交流讨论。最终一致认为：小丽的诊断是明确的，存在的多种病因确实可能影响生育，但是并不是绝对不孕。

小丽存在单角子宫畸形，但是左侧输卵管通畅，也不排除自然受孕的机会；男方精液检查正常，染色体核型正常，也为自然受孕提供了很好的条件。鉴于小丽已经 37 岁，结合小丽目前的精神、心理状态，也可以考虑重新评估卵巢功能后选择再次促排卵取卵或者继续移植剩余的两个胚胎。

听了专家们的建议，本来失去信心的小丽又感觉有希望了。听从专家们的评估建议，小丽一边调理内分泌和代谢，一边做好再次取卵的准备。

目标明确了，心情自然也放松了。在 MDT 后两个月的某一天，小丽急匆匆走进钟主任的诊室："主任，我的验孕棒似乎有两条红杠……"接下来的抽血检查结果显示——HCG 83IU/L！意味着小丽已经成功自然受孕！

看到这个结果的小丽忍不住喜极而泣，在 2022 年春节即将结束之际，小丽已经顺利通过了 NT（颈后透明带扫描）检查。"感谢广东省生殖医院 MDT 专家们，给了我很大的信心。"回想兜兜转转的求子之路，小丽的信心，源于 MDT 专家团队从各专科领域给予的全面诊断，从妇科、男科、生殖免疫、生殖内分泌到辅助生殖，一次性进行了详细的分析和耐心地解答，并开展针对性治疗。

医疗的价值只有在需求中才能得到真正实现。基于需求数据分析的医疗业务创新，显著驱动了医院业务能力的提升，有效推动生殖健康专科品牌构建。广东省生殖医院 MDT 门诊自 2021 年 9 月中旬开诊以来，已经服务了众多不孕不育患者，整合全院特色学科专家力量，由生殖医学、妇科、男科、生殖免疫内分泌、优生遗传、生殖中医等学科临床专家组团,专攻生殖领域的疑难杂症,一站式提供专业、详细、可行的治疗方案和建议,让患者少走弯路,提升患者就医体验和幸福感,为更多家庭圆生育梦。

(二)"大数据＋医疗",推动医疗服务个性化、精准化

无精子症是男性不育的常见病。2021年,广东省生殖医院成立无精子症诊疗中心,对于无精子症患者有多种治疗方案,如梗阻性无精子症患者可以行输精管附睾吻合术或通过第二代试管婴儿(ICSI)技术助孕,非梗阻性无精子症患者可以通过激素治疗或睾丸显微取精等手段获得精子生育自己的子代。通过各种治疗仍无法获得精子的夫妇,可使用人类精子库志愿者捐赠的精液进行供精助孕。

然而,受传统观念影响,许多男性不育家庭担心用他人的精子生出的宝宝不像自己,自己和孩子会受歧视。医院运用数据量化管理思维破解了这些症结和疑虑。

2021年6月,通过组织多学科进行研究和技术攻关,广东省生殖医院在全国率先研发出了人工智能(AI)供精人性化匹配系统。该系统运用大数据、人工智能技术和加密技术,在符合伦理原则和遵循互盲原则下,通过患者人脸与精子库海量供精者的人脸数据在后台进行智能量化匹配,帮助不孕不育夫妇智能遴选中意的捐精志愿者精子,生出心仪的宝宝,更快更好地满足了需求,使供精助孕变得更加合理化与人性化。

以往的精子匹配具有人工操作烦琐、缓慢等弊端,且只匹配血型,选择单一,人工智能供精人性化匹配系统使得全方位多维度进行匹配得到实现。从血型等基本信息,到脸型、鼻梁、肤色、毛发分布、眼皮情况等体貌特征,到丈夫的面部特征人脸匹配等多个层面,该系统最大限度地打

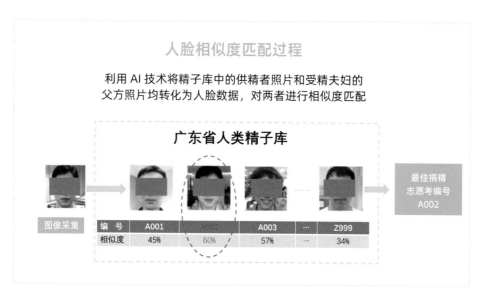

图 3-1　用大数据量化人脸的相似度

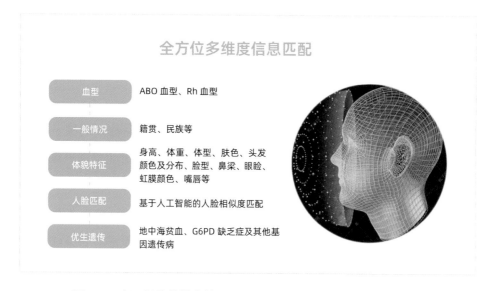

图 3-2　人工智能供精人性化匹配系统实现全方位多维度信息匹配

消供精助孕患者夫妇的顾虑，大大降低供精助孕患者对于出生子代孩子相貌与丈夫差异太大的顾虑，消除将来出生子代对于血型与父母不匹配的担忧。

　　系统设计遵循互盲原则，助孕家庭丈夫的脸部图像上传到系统后，在保密原则下，数据在"后台"与精子库捐精志愿者的照片进行对比。经过多维度的匹配，挑选出最像受精家庭丈夫的志愿者。整个过程中供精助孕夫妇和生殖医学中心均只能看到捐精志愿者的编号，不能获取其他个人信息。

广东省人类精子库根据生殖医学中心确认后的捐精志愿者代码，为申请供精辅助生育夫妇锁定选中的捐精志愿者精液，及时与生殖医学中心进行冷冻精液的交接，确保供精助孕夫妇能够使用这些"个性化"需求的精液。

自 2021 年 6 月上线以来，人工智能供精人性化匹配系统深受患者欢迎，有外省患者专门到广东省生殖医院申请供精助孕。截至 2023 年 6 月，医院已为来自全国 17 个省区市的 3264 对夫妇通过该系统匹配到中意的捐精志愿者精液，最大程度消除供精助孕夫妇的后顾之忧。

"大数据＋医疗"的应用推动了医院向个性化、精准化服务的转变，提升了医疗服务的核心价值，实现以人为本的医疗模式。医院持续推进"大数据＋医疗"的技术研发，2021 年 9 月，医院与贝康医疗股份有限公司共建"临床研究创新基地"，搭建捐精志愿者基因检测大数据平台，为供精辅助生殖技术的遗传安全性保驾护航。

医疗业务创新是公立医院在不断变化的环境中保持竞争力和提供优质服务的关键。在广东省生殖医院医疗业务创新中，数据量化管理发挥了重要作用。医院运用"大数据＋医疗"的创新模式，保持敏锐的洞察力和适应能力，大力弘扬"首例、首台、首个"的首创引领精神，推动医疗服务的个性化和精准化，不断提升业务的竞争力和创新能力，促进医院高质量发展。2021 年、2022 年，全院医疗业务同比分别增长 23%、5%[①]。2023 年上半年，医院持续推动数据量化管理模式在各个领域的应用，实现医疗业务增长 8%，为升级扩容、可持续发展提供有力支撑。人工授精周期临床妊娠率稳定在 25% 以上，试管婴儿周期临床妊娠率稳定在 55%以上。

---

① 注：2022 年受新冠疫情影响。

延展阅读

全国首例!
广东省生殖医院为患者提供人工智能供精人性化匹配

2021年7月初,广东省生殖医院生殖医学中心迎来了首例前来匹配的供精助孕夫妇:张先生(化名),林女士(化名)。张先生夫妇在医院生殖医学中心工作人员和信息科工作人员的现场指导下,在广东省人类精子库提供的合格捐精志愿者的生物学特征信息库中,从多个维度遴选捐精志愿者精液,包括血型、民族、籍贯、特定基因等基本信息,也包括体型、肤色、头发特征、脸型、鼻梁、单双眼皮、虹膜颜色、嘴唇等容貌特征。

最后,根据系统匹配相似度结果的排序,张先生夫妇选择了匹配度最高的供精志愿者编号作为供精备用。夫妇俩表示:原本还比较担心小孩出生后,长相与自己差异太大,没想到现在还可以通过人脸匹配系统找到与自己"最相似"的精子,心头大石终于可以放下来了。

在得知自己是该系统的第一位受益者后,张先生表示非常的惊喜与满意,夫妇俩作为医院首例体验人工智能供精人性化匹配系统的供精助孕夫妇,认为系统的上线是科技的一大进步,也更有助于推动供精辅助生殖技术的发展,能够最大程度打消自己选择供精助孕的顾虑,消除了将来出生子代对于血型、长相等方面与自己不匹配的担忧。

第二节 医疗质量管理

医疗质量管理是医疗管理的核心。医院应当全面加强医疗质量管理，持续改进医疗质量，保障医疗安全，通过提供安全、有效的医疗服务，降低医疗差错和事故的发生率，最大限度地保护患者的健康和生命安全。医疗质量管理是不断完善、持续改进的过程，医院也应当建立健全医疗质量管理体系，完善可追溯管理、监督评价与持续性改进机制。

一、医疗质量管理是重中之重

提供高质量的医疗服务是公立医院的核心任务，医疗质量管理是医院管理的重中之重。医疗质量管理是指按照医疗质量形成的规律和有关法律、法规要求，运用现代科学管理方法，对医疗服务要素、过程和结果进行管理与控制，以实现医疗质量系统改进、持续改进的过程。持续改进质量，保障医疗安全，是卫生事业改革和发展的重要内容和基础，医疗质量直接关系到人民群众的健康权益和对医疗服务的体验，因此加强医院的医疗质量管理显得尤为重要。

2023 年 5 月 26 日，国家卫生健康委员会、国家中医药管理局联合发布《全面提升医疗质量行动计划（2023—2025 年）》，决定在全国开展为期三年的全面提升医疗质量行动，明确提出进一步树立质量安全意识、巩固基础医疗质量安全管理的行动目标。

然而，尽管医疗质量标准不断提高，质量内涵不断丰富，但医疗质量安全领域仍存在薄弱环节，一些制度要求尚未充分贯彻落实，基础质量安全需要进一步巩固，对新的发展理念和方法的理解和实施还需加强。

新形势下，医疗质量管理还面临绩效考核、监管加强、需求变化、付费改革等新问题，各级医院医疗质量管理存在诸多问题。首先，管理结构层次混乱、质量意识薄弱、标准不规范。其次，质控活动往往流于形式，主观考核的情况较为普遍，标准化质量管理实施不到位。最后，考评指标往往忽略了对医疗质量全程的监控和管理。

因此，公立医院迫切需要树立质量安全意识，完善质量安全管理体系和机制，巩固基础医疗质量安全管理，提升医疗质量安全管理的精细化、科学化和规范化程度。根据《全面提升医疗质量行动计划（2023—2025年）》的总体要求，医院应加强基础质量安全管理，夯实结构质量；强化关键环节和行为管理，提高过程质量；织密质量管理网络，完善工作机制。

二、数据量化管理在医疗质量管理中的实践

应用量化指标来加强医院的质量管理，是现代化医院管理的一种重要手段。从统计学的角度看，质量就是"数据的波动"。数据的波动规律可以帮助医院识别医疗质量管理问题，确定改进方向，并追踪改进的效果。通过利用科学的量化管理方法和统计技术，医院可以获得客观的数据支持，准确衡量质量水平、分析质量趋势，全面提升质量管理工作的有效性和效率。

近年来，广东省生殖医院依照"看数据说话、用数据管理、依靠数据决策、根据数据变化检验工作成效"，严格落实医疗质量安全核心制度，健全安全管理体系，落实院、科两级责任制，强化医疗质量和安全管理，并加强对重点科室、重点区域、重点环节、重点技术的质量安全管理，用科学的制度和全过程管理方法确保医疗质量和安全。通过运用数据量化管理的方式，广东省生殖医院参照国家三级公立医院绩效考核与医疗质量有关的考核指标，在遵循"科学性、准确性、可操作性"的原则下，为各科室制定了定量与定性相结合、多层次、多指标的综合考核指标，并形成量化的评价体系，每月开展量化考核，推动全院医疗质量持续改进；每月

定期开展处方点评和病历点评，加强关键环节的质控，以确保医疗质量的稳定和可控性，提高医疗服务的安全性和可靠性。

（一）定性与定量结合，建立科学评价体系

医疗质量的考核评估是一项复杂而科学的系统工程，它涉及医院的管理、服务、技术、绩效、安全等多个方面，需要一套科学的考核评估体系来执行。一套完善的考核评估体系一般由以下几个部分组成：考核部门、考核方法、考核评价标准、考核指标（包括定性和定量）、考核数据和接受考评单位。考核结果作为医疗质量管理实施效果的客观证据。

1. 以国家三级公立医院绩效考核为目标参考

国家三级公立医院绩效考核（以下简称"国考"）是国家卫生健康委开展的对全国三级公立医院综合能力最具权威性的考核，考核结果和评价是医院高质量发展水平和成效的最好体现。"国考"指标体系共分为三个层级，医疗质量是一级指标四大维度中的第一个。《国家三级公立医院绩效考核操作手册（2023版）》明确了医疗质量评价指标由功能定位、质量安全、合理用药和服务流程4个二级指标构成。二级指标下分24个三级指标，其中定量指标22项、定性指标2项，国家检测指标10项、地方卫生健康行政部门监测指标14项。"国考"通过医疗质量控制、合理用药、检查检验同质化等指标，考核医院医疗质量和医疗安全；通过具代表性的单病种质量控制指标，考核医院重点病种、关键技术的医疗质量和医疗安全情况；通过预约诊疗、门急诊服务、患者等待时间等指标，考核医院改善医疗服务效果。

为加快推进参加"国考"进程，有序完成各项工作并取得好成绩，广东省生殖医院成立"国考"领导小组，加强组织领导，并根据《国家三级公立医院绩效考核操作手册（2023版）》的要求，明确分工部署。医院出台《广东省生殖医院三级公立医院绩效考核指标分工表》（以下简称《分

工表》），对各项指标进行分解、量化，每个指标都有明确的指标性质和说明，以确保考核的客观性和准确性。同时，《分工表》明确了各项指标的分工。例如，医疗质量的二级指标"功能定位"第一个三级指标是定量指标：门诊人次数与出院人次数比，其计算方法：门诊患者人次数 / 同期出院患者人次数（急诊、健康体检者不计入）。门诊人次数与出院人次数比的牵头科室是医教科，参与科室是各临床科室，负责人为医教科员工，责任领导是分管副院长。

各科室相关负责人收集数据并按照《分工表》中规定的计算方法进行指标的具体计算，通过对计算得到的指标数据进行分析，评估各个领域的绩效情况，同时，将指标数据的分析结果与设定的绩效目标进行对比，评估医院在不同指标上的绩效表现。最后，基于绩效评估的结果，制定相应的改进计划和措施，针对存在的问题和短板提出具体的改进建议。

通过分类分级指标的计算方式进行绩效考核，医院能够更加客观地了解自身在医疗质量各方面的表现，为医疗质量管理提供科学依据，促进医院的持续改进和优化。同时，明确的指标分工，定期总结汇报、整理汇总、提交数据、审核上传等步骤的分工部署，可以确保各个科室和部门在绩效考核中承担相应的责任，实现全员参与绩效管理的目标，加快推进"国考"进程。

2. 医院质量管理考核方案

依据三级公立医院医疗质量管理相关法律法规，参照"国考"与医疗质量有关的考核指标，广东省生殖医院结合医院自身的管理要求，制定了医院质量管理考核方案。

考虑到不同性质、不同功能科室之间的差异性，医院质量管理考核分不同的科室进行，并在遵循"科学性、准确性、可操作性"的原则下，兼顾医疗服务要素、过程和结果三个维度结构，统一为各个科室制定了包含定量、定性的多层次、多指标的综合考核标准和方法。

考核标准中的各个项目和指标均被赋予具体的分值，并设定了相应的扣分标准，经考核后，汇总形成一个总分值，用以衡量医疗质量工作情况。医疗质量考核采用了检查记录、统计数据等多种考核方法，以评估各项指标的达标情况，并以指标为导向，实施"对标管理"，重要关键环节以及工作难度大的指标分值大些，由此提高考核指标的管理质量，提供有针对性的反馈和指导。

以妇科为例，其医疗质量管理考核共设置12个考核项目，包括科室质量管理工作、依法执业、患者诊疗工作、医疗文书质量、医疗工作制度执行情况、手术管理、单病种管理及临床路径工作、医院感染管理质量、医患沟通情况、医疗安全管理、出院病人随访、医疗工作任务。每个考核项目下设1—10项不等的考核指标，每个考核指标都有明确的考核计算方式。考核结果满分是100分，12个考核项目均赋予具体的分值和详细的扣分标准。例如，科室"质量管理工作"考核项目20分，共有8项考核指标，按照具体的考核方法，每项不符合要求扣2分；科室质量与安全管理小组未开展质控活动扣10分；未开展"三基三严"工作的扣10分。各个考核项目的考核指标、考核方法各不相同，12个考核项目经考核后，汇总形成一个总分值，代表这个科室的医疗质量考核结果。

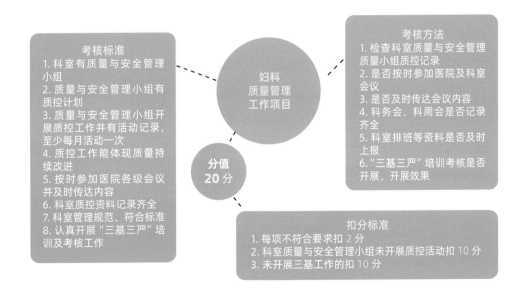

图 3-3 妇科"质量管理工作项目"考核标准

广东省生殖医院在医院绩效考核中也突出了"以质为先"的绩效管理机制，健全医疗质量、安全、服务和综合绩效评价体系，持续改进医疗质量，保障医疗安全。

（二）数据管理，公开透明开展督察工作

为健全医疗质量管理体系，医院制定了《医院质量管理体系》《医疗质量管理实施方案》，梳理医院质量管理组织架构，明确负责人员和职能部门，实施"医院—科室—个人"的三级质量与安全责任体系。同时，医院组织全院各科室健全规章制度及各项操作规程，形成医院统一规范的指导性文件，并印发全院组织培训及落实。此外，医院开展医疗质量日常督察工作，按照考核程序对各临床科室开展医疗质量考核，每月定期开展处方点评、病历点评工作，针对督察存在问题进行通报，督促整改，推动全院医疗质量持续改进。

1. 日常督察

根据医院《医疗质量管理实施方案》相关规定，医院医疗质量检查考核程序包括以下方面：①医院工作例会：定期召开院长办公会，职能部门总结、分析、汇报上月医疗质量和医疗安全工作；②医疗质量查房：每月至少一次，由医教科牵头；③业务学习及培训：每季度组织至少一次；④定期举行"三基三严"培训；⑤分管副院长节假日前检查、突击性检查；⑥建立健全医疗质量记录及登记，做好各项指标登记、收集、统计，定期分析评价；⑦科室质控小组每月自查自评，每月汇报质控工作总结。

根据医院医疗质量管理考核检查细则，每一项考核检查过程、结果，都要对照分值做好准确、清晰的记录，确保数据的完整性和可靠性，以及考核检查过程的可追溯性和质量的可管理性。

例如，所有手术及侵入性操作均需进行手术安全核查，医院通过定期开展手术安全核查制度专项培训，对照手术安全核查制度制定相关的培

训指标，严格执行手术安全核查表填写规范，建立标准化的手术安全管理流程，促进全员参与和持续改进，为手术安全提供科学的依据和管理手段。

医疗安全是医疗质量的基石，"凡事都必须从最坏方面去考虑和准备，以大概率思维去应对小概率事件"，医院党委书记、院长李观明如是强调。通过全范围、全面规范临床科室的手术安全核查工作，坚决杜绝手术操作漏洞和隐患，确保"正确的患者、正确的部位和正确的术式"，为围手术期医疗工作筑牢"安全防线"，进一步提高医院医疗质量和医疗安全水平。

2. 考核奖惩

医疗质量控制检查组详细制定医疗质量检查内容与考核标准，实行定期和不定期检查，每月进行一次累计计分，并及时进行会议通报。此外，每季度还进行综合统计考评一次，并将考核结果与科室、个人的绩效挂钩，同时纳入个人专业技术档案，与年度考核、评优评先等相挂钩。

在考核的过程中，医疗质量控制检查组本着认真负责、实事求是的态度，恪守"公开、公平、公正"原则，客观真实地提取、收集和汇总原始数据，精确无误地计算分值，有理有据地进行问题分析，并将考核结果及时反馈给接受考核的科室和部门。同时，医院整合医疗质量管理信息平台以及相关子系统，上传规章制度、技术规范、工作流程，方便查阅、检查、监督和分析，公示质量督察、考核评价结果，对医疗质量日常督察的数据实行全流程的实时监控。

（1）病历点评、处方点评

医院每月进行病历点评、处方点评工作，定期对不合理病历、处方进行公开通报，及时发现问题，及时改进。

病历质量管理是医院临床工作的重中之重，是规范医疗行为、保证医疗安全、减少医疗纠纷的重要措施。通过每月病历点评，将病历书写质量作为临床工作日常监管的重点，并纳入医护个人绩效考核中。上级医师和质控医师加强对低年资医师书写的病历检查指导，及时发现问题，及时纠正。同时特别注意做好查房、会诊、讨论等实际工作环节质量控制，规范记录，避免流于形式。

（2）不良事件报告管理

针对不良事件存在漏报、瞒报、不报的情况，医院出台《广东省生殖医院不良事件报告管理办法》，通过数据量化考核的方式提高医疗质量安全不良事件的报告率，以防范医疗事故，提高医疗质量。

首先，医院建立了系统化的数据收集和记录机制。通过电子记录系统等信息管理工具，及时收集不良事件的相关数据，包括事件发生时间、地点、人员、患者信息，以及事件描述、影响范围、可能原因等信息，并填写标准化的报告表格《医疗安全（不良）事件报告表》，按照规定的时间、规定的流程进行报告，确保及时上报。

同时，医院要求负责接收处理不良事件报告的部门每季度对各自部门负责的不良事件进行汇总统计。通过定期汇总各类不良事件的数量和趋势，以及相关的统计指标，如事件发生率、严重程度等，并进行不良事件根本原因分析，形成分析报告，发现问题的症结所在，并采取相应的改进措施。

此外，医院设定了奖惩措施，对积极上报和参与不良事件报告的医务人员给予奖励和认可，同时，对故意隐瞒或不积极报告的行为进行处罚，确保医务人员对不良事件报告的重视和参与度。

不良事件报告纳入医疗质量考核。报告 1 例不良事件或安全隐患的科室加质量分 0.5 分 / 次，科室最多加 3 分 / 月。同时，对第一当事人主动报告的给予适当金额的奖励。医疗质量管理委员会每季度对不良事件报告情况进行评比，对阻止重大安全事故发生的报告者前三名、每季度提供不良事件或安全隐患报告最多的科室分别给予适当金额的奖励。不良事件发生后，当事人不及时报告，虽然最终未形成医患纠纷，但被职能科室检查发现，扣科室质量分 10 分 / 次，当事人扣罚绩效；不良事件发生后，当事人不及时报告，最终形成医患纠纷，扣科室质量分 20 分 / 次，当事人扣罚绩效，并按相关文件规定进行处理。

通过量化管理，医院能够系统地收集和记录不良事件的相关数据，观察事件的发生率、趋势以及严重程度，判断某个领域或流程是否存在较高的风险，从而及时采取措施进行改进和预防。医院还可以比较不同时间段或不同部门的不良事件数据，找出改进质量管理的关键领域，并制定相应的改进计划。此外，量化管理方式使不良事件报告更加透明和可追溯，明确了医务人员进行报告的责任和义务。这种透明度和责任感有助于建立安全文化，提高医务人员对医疗安全的重视程度和参与度。

（三）数据评估，完善质量管理长效机制

为了建立完善的医疗质量管理长效机制，医院采用数据量化评估的方式，依靠数据来评估质量、检验成效，并支持决策制定，建立起一个系统性、科学性的医疗质量管理长效机制，帮助医院全面了解医疗质量状况，准确定位改进方向，并以目标为导向，不断推动医疗质量的改进和提升。

1. 数据评估与质量改进

评估医疗质量的关键在于数据的准确性、全面性和可靠性。医院定期公布月度、季度和年度的医疗质量数据，将数据以可视化形式公布，例如制作数据报告、数据可视化图表等，提高数据的透明度和可理解性。这样做既可以促使医务人员提高对医疗质量的重视程度，形成共识，推动改进，也提供了一个互相学习和分享经验的平台，促进质量管理合作和知识的传播。

例如，在医院感染管理质量控制（以下简称院感管理）上，医院通过细化 SOP 文件，及时更新梳理院感管理制度，更新、出台了各类防控工作方案、指引、工作手册，建立医院感染管理责任制。医院下发的院感管理制度、通知从 2019 年的 2 项增加到 2021 年的 21 项，2022 年的 29 项。

在院感管理架构上，形成分工明确的院感管理三级架构，通过月度"两会一督导"模式，促进院感管理工作落到实处。"两会一督导"模式指由院长、副院长每月对全院感控督导，每月办公会专题研究部署院感工作，每月全院工作例会传达通报院感工作内容及要求。

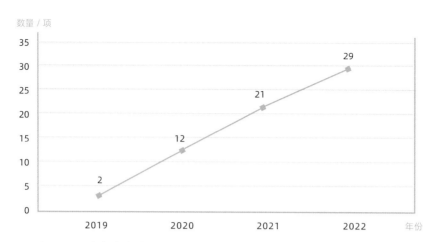

数量 / 项

图 3-4　广东省生殖医院 2019–2022 年下发院感管理制度、通知情况

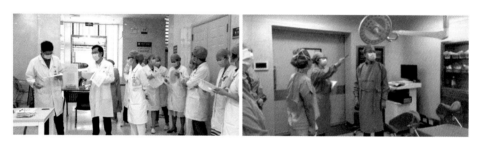

图 3-5　"两会一督导"现场

此外，医院还建立院感专项考核制度，考核结果与科室绩效挂钩，有效促进院感管理工作的开展。

通过强化院感质量控制和监督管理，医院建立有效的医院感染监测制度，做到科室每日有自查，医院每日有督察，院级每月有通报，及时梳理风险隐患，有效落实问题整改。如今，医院每月下发院感工作简报，通报院感日常监测指标、院感管理情况回顾以及制定下月工作计划，已经成为医院开展院感工作的常态。

每月《医院感染工作简报》内容涵盖：月度医院感染工作重要文件通知、会议选登；月度医院感染病例检测情况；月度环境卫生学检测情况；月度手术部位感染检测情况；多重耐药菌管理情况；职业暴露与职业防护情况；住院患者使用抗菌药物前病原学送检情况；月度住院患者三管监控情况；月度新冠疫情防控工作情况；月度院感检查、督导及持续质量改进情况；下月度院感工作计划等。

医院利用专业的数据分析工具和方法，对收集到的数据进行统计分析和挖掘。通过比较指标、趋势分析、数据关联等方法，深入了解医疗质量的表现和问题所在。根据数据评估的结果，医院能够识别出存在问题的领域和环节，对短板和关键点进行针对性改善，制定改进措施。这种精细化的改进可以更加高效地提升医疗质量，减少潜在风险。

医院对标三级医院要求，着重做好院感关键指标监管，并通过加大信息化建设步伐，达到院感工作实时监管的目标。为统筹部署推进感染防控与抗菌药物临床应用管理，每月《医院感染工作简报》将多重耐药菌管理情况作为院感管理关注的重点。医院利用信息化手段对抗菌药物使用情况进行动态监测，定期开展药物使用基本情况和细菌真菌耐药情况的调查分析，为及时采取干预措施提供科学依据。

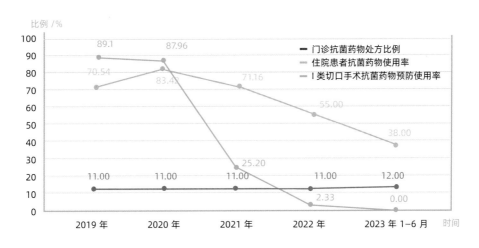

图 3-6 2019—2023 年抗菌药物使用情况

医务人员的手是接触患者最频繁的部位，而且在医疗过程中可能接触到各种病原体。良好的手卫生依从性可以有效地减少患者接触到病原体的机会，降低感染发生的概率，保护患者的安全和健康。为强化院感管理在抗菌药物管理中的作用，推进落实标准预防各项要求，严格执行消毒隔离等相关规范标准，医院通过对医务人员手卫生依从性的实时监管，定期分析监测数据，促进了医院医务人员手卫生依从率连年上升，2021 年、

2022年分别高达90.27%和95.03%，降低了院内感染发生风险，减少了预防性使用抗菌药物的情况，进一步促进抗菌药物临床应用的科学性、规范性。

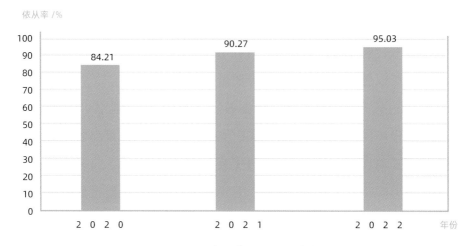

图 3-7　2020—2022 年医务人员手卫生依从性情况

除此之外，医院严抓全员院感培训考核，培训人员全覆盖，不留死角，提升员工院感知识技能水平。医院院感培训考核次数逐年上升：2019年全年院感培训考核只有3次，而到了2022年，全年院感培训考核达到23次。

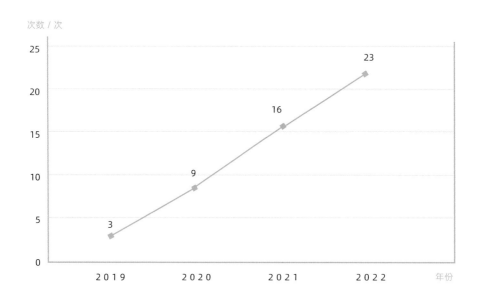

图 3-8　2019—2022 年院感培训考核次数

2. 医疗全过程质量环管理

在数据量化的基础上，医院将质量环（又称 PDCA 循环）的科学方法应用于改善医院医疗质量管理之中。医院以"国考"为目标，基于现有医疗质量全过程监管的基础，针对各环节存在的问题进行分析，寻找问题出现的原因并制定具体的改进计划，以提高质量完成阶段性的质量改进。同时，通过数据监测跟踪改进的效果，通过检查效果并持续优化的方式，循环推动医疗质量的提升。这个过程，正如医院党委书记、院长李观明所总结，"每一件事、每一个环节都按照最高标准来谋划、来推进、来落实，经过一段时间的沉淀后，整个医院就是最好的医院了"。

数据量化在医疗全过程质量环中的应用，既包括做好各项检查考核的登记、收集和统计工作，系统地或有目的地收集与医疗质量有关的各种数据，也包括利用管理工具，如因果分析图、排列图、控制图、直方图、散布图、统计图、流程图和某些分析技术等，运用统计方法对数据进行整理、加工和分析，用特定的方法做出各种图表，计算某些数据指标，从中找出质量变化的情况，为实现质量的控制提供依据。

延展阅读

对标三甲医院，提升护理全过程质量环管理

护理工作是医疗工作的重要组成部分，在当今竞争日趋激烈的医疗行业中，护理质量的好坏直接反映了医疗水平的高低。医院护理部对标三甲医院管理要求，提升护理全过程质量环管理。

一、制定计划，对标管理

针对护理管理水平起步低的现状，全院一盘棋，设定合理目标，既不好高骛远又不自怨自艾，对照不同层级找差距，逐步向同类别高

水平医院看齐。

二、数据管理，加强日常督察

建立院科两级护理质量与安全管理组织体系，基于数据的质量指标管理，完善日常督察制度，做好检查和考核工作，对检查和考核结果做好数据登记、记录、统计。

三、量化评估，形成每季度质量分析报告

梳理修订护理核心制度，制定应急预案、操作常规50余项，制定月度、季度、年度工作计划，以数据说话，用好管理工具，提升护理质量；每季度形成《广东省生殖医院护理质量分析报告》，通报上季度不良事件情况，分析查找原因，制定整改措施；同时，对上季度质量检查进行评价分析，包括存在问题、原因分析、整改措施；在对现状整体把握的基础上，制定下季度护理质量改进项目，设立目标，制定实施目标的详细计划。

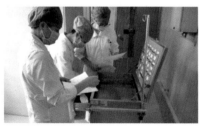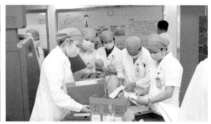

护理工作日常督察

四、做好人才队伍建设，提升护理质量管理效果

护士是医疗团队中的重要成员，他们负责病人的护理工作，包括病人的生活护理、病情观察、病情记录、药品管理等。提升护士的专业水平，医院鼓励人员外出学习培训，开拓视野，找准努力方向，近

两年外出参加培训护士人数逐年提升，加大专科护士培训力度，2021年及2022年专科护士人数较前增加50%。

　　培训方案向科学化、规范化、全面化及独立化发展。针对专科医院特色，结合基础护理、急救护理、院感知识等制定年度培训大纲，制定《护士规范化培训导航手册》，落实新入职护士规范化要求。

　　此外，护理部推动开展了院内的护理人员轮岗培训管理。因为各护理单元工作差异性大，为促进医院护理专业发展，加强护理队伍建设，提高护理人员综合素质，在确保各护理单元业务正常运作的前提下，实施护理人员轮岗培训。根据2023年6月印发的《广东省生殖医院护理人员轮岗培训管理办法》，轮岗对象为新入职护理人员（高级职称护理人员不作强制要求）、45岁以下所有已定岗护理人员（护理管理岗位人员年龄不受此限制）。

新入职护理人员轮岗方案

项目	内容
轮岗人员	新入职护理人员
轮岗部门	所有护理单元
时间及培训要求	一般在2年内完成，各护理单元轮岗培训时间3-6个月，由护理部统一安排

已定岗护理人员轮岗安排

项目	内容
轮岗人员	单个护理单元工作超过3年的已定岗护理人员，每年每单元至少提交1份轮岗申请，护理部联合医教科组织护士长根据初级（师）职称取得时间的先后进行排序，同等条件下，再综合现职称及来院工作年限进行人员筛选，最终确定人选
轮岗部门	所有护理单元
时间及培训要求	各护理单元轮岗培训时间不少于3年，已定岗护理人员轮岗时间≥6个月按调岗处理

轮岗护理人员轮岗培训结束后，医院会进行考核，考核不合格者，延长轮岗培训工作时间直至合格。考核合格者，根据医院业务发展情况及护理整体工作安排重新定岗。不服从轮岗安排的，两年内不再予以安排，按顺位补位方式填补当年轮岗培训名额。轮岗培训期间不服从工作安排的，暂停轮岗，两年内不再予以安排，已完成的轮岗时间按已完成月数乘以 70% 折算。

"轮岗是为了培养全科护士，全面提升护理人员的专业素质，同时也有利于内部公平、提升积极性，避免大家一心想去热门科室。"护理部主任舒小妹表示，护理人员轮岗培训还有利于合同人员申请参编管理，方案下发后，各单元护士长已开始单元内的轮岗安排，全院各单元的轮岗计划也有条不紊推进。

延展阅读

难忘的跨年！穿着防护服的特殊宫外孕手术

宫外孕包块破裂导致出血，急需手术，但患者未测核酸，正值新冠疫情严防严管时期，怎么办？2021 年 12 月 31 日，2021 年的最后一天，广东省生殖医院妇科门诊来了一位特殊的患者，医院及时启动应急预案，医护人员身着防护服开展急诊手术，与时间赛跑，保障了患者的生命健康。

"没想到自己的跨年是在医院度过，当时情况很紧急，好在手术顺利。"2022 年 1 月 4 日，患者李女士出院，她对广东省生殖医院的医护人员表示感谢。

2021 年 12 月 29 日，33 岁的李女士出现右下腹疼痛不适，伴少许阴道出血。31日一早，李女士来到广东省生殖医院。接诊的妇科门诊李玉华主任医师经验丰富，一番问诊并行妇科检查，发现患者腹部压痛、反跳痛明显，宫颈举摆痛阳性，亲自带患者行B超检查，协调B超室副主任医师张志兴给李女士检查，结果提示"右附件区混合性包块，异位妊娠待排，大量盆腔积液"。

李女士的妊娠史较为复杂，包括这次妊娠，她怀孕5次，曾有两次宫外孕史，2014年因宫外孕保守治疗，2015年行腹腔镜下右侧输卵管切开取胚术。根据李女士的病史、体征及B超检查，考虑异位妊娠包块破裂、腹腔内出血可能性极大，需要立即急诊手术探查。然而，因为情况紧急，李女士来穗前未进行核酸检测。妇科高度重视李女士的病情，即时通报相关情况给医教科。

既要保障患者生命安全，又要做好院感防护。妇科、麻醉科立刻启动应急方案，开通急诊手术绿色通道。

一方面，安排过渡病房，让患者入住，李玉华主任医师对李女士进行流行病学史调查，并立刻开展新冠核酸采样，紧急送往检测机构。另一方面，妇科、麻醉科有条不紊地做好各项术前准备。经过周密的部署后，医院迅速安排为李女士进行急诊手术。医生、麻醉医生、护士全部穿上防护服，由李艳秋副主任医师主刀，陈颖悦医师协助。术中发现，患者腹腔内多量积血及凝血块，共约600ml，右侧输卵管壶腹部局部胀大达4cm，表面可见2cm的破口，盆腹腔中度粘连。由于手术及时，内出血没有进一步增多。最终，破裂的输卵管被切除，危机顺利解除。

"李女士的手术安排十分顺畅，因为急诊无核酸手术是我们新冠疫情防控重点演练项目之一，保障医务人员、患者及团队的安全是我们演练的要求。通过培训、实操、考核、演练不断提升麻醉科应急处置能力"，麻醉科主任卿朝辉介绍。

术后，李女士各项指征平稳，当天新冠核酸检测报告显示阴性，大家开始继续推进日常工作。

"谢谢你们的专业和责任感，此行感谢有你们！"李女士说这是一次难忘的跨年，元旦假期，在医院病房，她也是医护重点关注的对象，在值班医生和护士的关心下，逐步恢复。

1月4日，李艳秋副主任医师和陈颖悦医师查房时告诉她，当天可以出院。鉴于李女士的病史和情况，医生建议她可以进行皮埋避孕手术，若后续想要三孩也可以将皮埋取出。

"新冠疫情期间，院感防护是底线，病人生命安全第一，挽救生命也是我们不容推卸的职责。"副院长黄伟彪透露，2020—2022年，医院7次在没有核酸结果的情况下做急诊手术，医院坚持生命至上，不忘医者初心，以行动践行"精医求精 仁心仁术"的医院价值观，急病人所急，在健全的机制和应急方案指引下，挽救患者生命。

第三节 打造优质服务

　　医疗服务管理是医院业务管理不可或缺的一部分，不仅意味着医疗技术治疗，更意味着患者就医体验的不断提升。优质服务的核心，就是以患者为中心，关注患者的需求和体验，确保医疗质量和安全。随着社会的发展和人们对健康的重视，人们对医疗服务的需求也在不断升级。医院需要不断优化医疗服务设计，从流程、质量、设施等众多因素入手不断推进服务创新，持续改善就医感受，提升患者体验，以更好地满足人们日益增长的需求。

一、以患者为中心的服务质量理念

　　医疗服务质量是衡量医院整体素质和医疗能力发展水平的一个重要标志。根据广泛认同的美国技术评估办公室（Office of Technology Assessment，OTA）的定义，医疗服务质量是指利用医学即知识和技术，在现有条件下,医疗服务过程增加患者期望结果和减少非期望结果的程度。根据定义，以患者为中心、强调满足患者健康需求是医疗服务质量的价值理念所在。

　　医疗服务的优劣直接影响医院的生存和发展，而能否最大限度地满足不同层次患者的需求是决定医疗服务优劣的关键。推动医疗服务高质量发展，医院必须树立以患者为中心的服务理念，提升医疗服务整体效率，保障患者安全、提升患者体验。

　　2023年5月23日，国家卫生健康委、国家中医药管理局联合印发《改善就医感受提升患者体验主题活动方案（2023—2025年）》，力争用3年时间，将"以病人为中心"贯穿于医疗服务各环节，整体提升医疗服务的舒适化、智慧化、数字化水平，推动形成流程更科学、模式更连续、服务更高效、环境更舒适、态度更体贴的中国式现代化医疗服务模式，人民群众就医获得感、幸福感、安全感进一步增强。

围绕"以患者为中心"的医疗服务质量考核标准逐步提高，内涵不断丰富。按照我国现行三级公立医院绩效考核指标体系，"满意度评价相关指标"部分的二级指标"患者满意度"下设 2 个三级指标：门诊患者满意度、住院患者满意度，均为定量指标和国家监测指标。门诊患者满意度、住院患者满意度的指标导向逐步提高，各地应结合实际合理确定指标分值。《公立医院高质量发展促进行动（2021—2025 年）》也对"患者满意度"设置了定量指标评价要求。

因此，医院应当建立健全满意度管理制度。通过制订满意度监测指标并不断完善，将患者满意度作为加强内部运行机制改革、促进自身健康发展的有效抓手，有针对性地改进服务，着力构建患者满意度调查长效工作机制，为患者提供人性化服务和人文关怀。在此基础上，进一步优化医院服务管理，集聚医院整体优势，形成医院品牌效应，并把以患者为中心作为出发点和落脚点，构建和谐的医患关系，树立卓越医疗服务理念，适应医院现代化发展的新内涵。

二、数据量化管理打造优质服务的实践

在提升医疗服务方面，数据量化管理的应用具有重要意义。医院可以通过长期追踪和分析数据，评估医疗服务质量的表现和趋势，或利用数据来识别潜在的服务质量问题，并采取相应的改进措施，以提升医疗服务质量和患者满意度。数据和案例分析方法可以帮助医院寻找医疗服务质量问题的根本原因。通过对数据进行深入分析，医院可以确定问题出现的具体环节，并采取相应的纠正措施，以避免类似问题再次发生。数据量化管理还可以用于评估医疗服务质量的多个维度，特别是基于患者体验的评价，

帮助医院重点改进和优化相应的服务方面。

广东省生殖医院高度重视医疗服务质量，将 2022 年定为优质服务年，并发布了《广东省生殖医院优质服务行动实施方案》。在这个方案的指导下，医院积极采用数据量化管理，着力开展了一系列切实有效的优质服务行动。通过推出多项举措，医院不断进行医疗服务模式的创新，对就医流程进行全方位优化，持续改善就医感受，提升患者体验。

（一）用数据剖析问题，提升服务质量

数据剖析为医院提供了深入了解患者的绝佳机会。凭借这些数据，医院能够深入了解患者所面临的问题和真正的需求。基于这些信息，医院积极探索医疗服务模式的创新，致力于提供更加高效、个性化和贴近患者需求的医疗服务。医院通过进一步整合资源，优化流程，逐步推出几个"1"服务：挂号、看诊、支付、查询业务圈半径小于"1"百米；"1"小时存精业务；"1"键式冷冻胚胎（精液）线上续费；"1"站式麻醉预约；"1"路同行夫妻病房；"1"周快速出结果的亲子鉴定；"1"条龙自精保存上门服务；"1"站式 MDT 诊疗模式；"1"键式病历复印快递服务等。

广东省生殖医院作为专科医院，患者跟综合性医院有不同。医院通过数据绘制患者画像发现，患者中女性占比 61.35%，整体而言以年龄 26—45 岁的育龄人群为主，占 86.07%。从地域分布看，患者以广东省内为主，但也有不少患者来自广西、湖南、江西、福建等周边省份。广东省内的患者中，广州市的患者近 45%，超过一半的患者来自佛山、深圳、东莞、惠州、清远、肇庆、中山、湛江、韶关等城市。

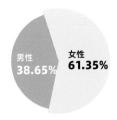

图 3-9　广东省生殖医院不孕不育患者性别分布

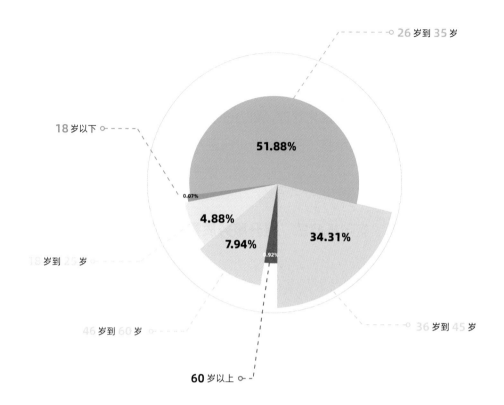

图 3-10 广东省生殖医院患者年龄分布

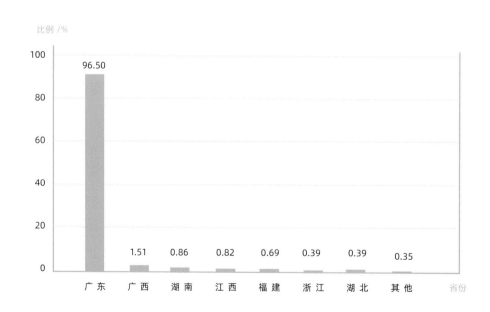

图 3-11 广东省生殖医院患者地域分布（按省份）

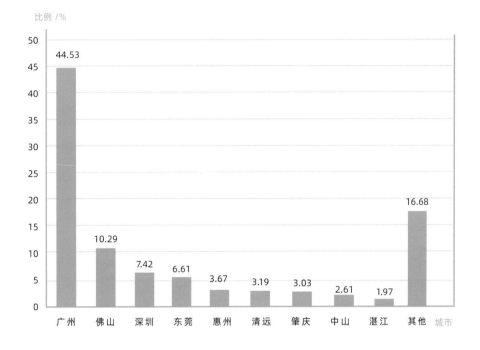

比例 /%

图 3-12　广东省生殖医院省内患者地域分布（按市级）

广州市外，特别是广东省外的患者，对医院诊疗效率、便利性等提出了更高的要求。为此，医院通过数据手段，优化服务，尽量让"信息多跑腿，患者少走路"。

1. 数据手段优化就诊流程，提升就医便利度

在信息系统的全面支持下，医院不断完善就医流程，简化手续，为患者提供更加便捷的服务体验。引入预约就诊模式，医院采用微信服务号、支付宝、自助机和现场挂号等多种方式，让患者轻松预约挂号。此外，医院还引入了自助一体机缴费、手机缴费和现场缴费等多样支付方式，使缴费变得更加灵活和便利，为广大患者提供最大限度的方便就医体验。

为了进一步提高工作效率，医院投入大量资源推进信息化和人力成本优化。通过多项措施，医院实现了多个治疗和检查项目的零隔天模式。例如，超声、放射检查等项目全部保障当天完成，大大减少了患者返院的次数。同时，医院还缩短了检验科、优生遗传科等检验部门的报告出具时间，显著提高了检测报告的效率，患者平均等候时间也得到了明显的缩减。令人瞩目的是，在 2022 年，亲子鉴定出具报告时间由法定的 30 个工作日压缩至仅需一周，而精子 DNA 碎片率出具报告时间由一周缩减至 3 个工作日，精子形态学出具报告时间从原来的 2 个工作日缩短至 1 个工作日。

这些重大举措和改进措施使得医院在优化就诊流程和提高患者满意度方面取得了显著成效，而信息化、人力成本的投入更是加速了医院的进步。医院持续以患者为中心，为患者提供更加高效、便利和优质的医疗服务，进一步巩固了医院的行业地位和良好声誉。

2. 数据分析患者就诊规律，合理安排工作班次

以患者为中心，合理安排医护人员的工作时间是提供优质医疗服务的关键要素。有效的工作事件管理可以在保障医护人员健康和工作效率的同时，有效提高医疗服务的质量和安全性。

通过数据分析，医院发现患者的就诊时间呈现一定的规律性，如工作日和周末的需求变化。因此，基于医院信息管理系统的大量数据，医院可以对患者就诊的规律性进行详细的分析，了解患者的就诊需求和就诊高峰时段，通过数据分析和调查研究等方式，准确评估患者的就诊规模和时间分布，进而采取相应的措施。

医院每周的挂号量分布显示，医院门诊业务量呈现以下特点：周一、周五来诊患者多，周二、周三和周四患者人数回落。患者做手术住院的时间集中在周二、周三和周四，而周末则相对较少。这种"潮汐式"的出诊规律，既与患者的看病需求有关，也与医护长期以来的工作模式有关。例如，星期五住院做手术的患者少，是因为如果患者星期五做完手术，医生周末就需要回来查房，很多医生会尽量把手术安排在星期四之前做完。然而，患者的诉求几乎是相反的。很多患者工作日并不想请假，希望周末问诊或者做手术。

"医疗服务的供给与需求错配，亟待通过优化排班制度，根据患者流量变化进行动态调整"，分管医疗的副院长黄伟彪一直在倡导对患者需求的变化做出灵活的反应，对医疗工作人员的班次进行合理安排，确保高峰期有足够的医护人员在岗，减少患者在医院的等待时间，低峰期能够灵活减少工作人员，提高医护人员的工作效率。

3. 开设特需门诊、绿色通道，满足患者需求

医院充分意识到工作日来医院看病对患者而言成本较高，患者通常只有周末才有时间就诊的情况。一些来自较远地区的患者，看完病后还需要赶车回家。因此，医院积极倾听了患者的需求，并充分征求了医院专家的意见后，决定在提供便捷的"一站式"MDT诊疗模式的基础上，开设了特需门诊。特需门诊服务时间以周末为主、工作日为辅，由妇科、生殖免疫、男科等领域的专家为患者提供专业服务。这一举措旨在整合专家资源，为患者提供更全面、规范、合理的优质服务。

此外，医院还针对肿瘤患者开通了绿色通道，经伦理委员会讨论同意后，专门为那些病情危急、不能亲自前来人类精子库取精的患者提供便捷的院外取精服务。具体而言，人类精子库工作人员会亲自前往患者所在的病区，为患者讲解知情同意的内容，监督取精过程，并将精液带回医院的人类精子库进行冷冻保存。通过开设绿色通道，医院在重视肿瘤患者的同时，为他们提供了更贴心、周到的优质服务，有效地缓解了患者的就医难题，让他们在更加便利地进行治疗的同时，可以把自己的精液保存。

医院不断创新和优化服务模式，以患者需求为中心，致力于提供更加便捷、高效、关怀的医疗服务，为广大患者创造更好的就医体验。

4. 丰富的线上服务，缩短时间与空间距离

不孕不育诊疗的特殊性要求患者周期性地进行咨询和检查。然而，一些外地患者前来广州就诊十分不便，尤其在新冠肺炎疫情期间。为了减少患者的奔波和缓解患者的焦虑，广东省生殖医院在2022年推出了线上免费问诊服务。该服务满足患者在诊前和诊后通过线上渠道随时与医生联系，进行就诊注意事项咨询、获得用药指导等，实现了医院线上线下的一

体化医疗管理。这项便捷的线上免费问诊服务受到患者的欢迎和好评。通过这一模式，患者的焦虑得以缓解，负担减轻，同时也增强了医院和医生的美誉度，改善了医患关系。

此外，医院还推出了胚胎冷冻和自精保存远程续费服务。当冷冻胚胎或自精保存协议到期时，患者只需根据操作指引，在手机上快速完成续费手续，免去了不必要的往返劳累，为患者提供了更多便捷和舒适的体验。

广东省生殖医院积极推进线上服务创新，通过免费问诊和远程续费服务，为患者提供更加便利和贴心的医疗服务，缩短时间与空间的距离，让医疗更加高效、便捷，实现了医院与患者之间的无缝连接。

5. 建设绿美医院，改善就医体验

让医生和患者均拥有一个舒适的诊疗环境，是提供优质服务的保障。近年来，广东省生殖医院利用数据分析，评估当前院区环境设施存在的问题和不足，并制定改善计划。同时，医院通过对患者就医过程、反馈意见和需求进行数据收集和分析，确定了以下改善重点和方向。

升级院区环境设施，进一步升级院容院貌。通过科学的楼层布局和温馨的色调材质，应用新的设计手法，统一视觉识别系统，采用优雅舒适的装饰风格，提升门诊部的整体形象和舒适度，打造现代化医院的舒适就医环境。同时，医院合理规划并实施院容改造工程，增加绿植的配置，采用"留白增绿、见缝插绿"等方式最大限度地增加医院绿化，提升院内的绿化水平，创造宜人的就医氛围，为患者提供舒适的就医环境。

优化诊区设施布局，营造温馨就诊环境。完成各临床科室的场地改造，解决生殖医学中心场地不足以及门诊布局不合理问题，扩大候诊区域，合理布局各专科诊室，让医生和患者均拥有一个舒适的诊疗环境。2021年、2022年，医院想方设法拓展医院空间，扩容生殖医学中心门诊，增加面积800多平方米；新建200多平方米的门诊手术室。

"更快、更准"的检验报告是这样来的

为了尽快让患者拿到检验结果，2022年优质服务年，广东省生殖医院检验科、优生遗传科、男科实验室等不断加强与门诊部、信息科等部门的沟通，共同努力优化服务流程，提高检测报告的发放速度和准确性。

检验科将"门诊患者怎样能在最短时间拿到检验报告"作为重点问题，对科室各岗位的标本处理能力提出了更高的要求，通过优化门诊样本运输流程，增加门诊样本运输频次，补充调配周末值班力量，建立门（急）诊样本优先处理工作机制，增加报告审核重点岗位工作人员数量，提前做好试剂储备，设置专人处理网络、仪器故障等措施，缩短门诊标本结果报告时间，确保工作的质量和效率。目前，检验科绝大部分项目仅需3小时即可出具结果。门诊血常规、凝血检测项目等报告时间均提前10分钟，白带常规和尿液分析提前5分钟，一般细菌培养＋药敏大部分标本提前24小时，性激素检测项目提前30分钟。

男科实验室在保证检测结果准确性的前提下，严格参照世界卫生组织的精液分析方法，优化检测流程，缩短了出具检测报告的时间。比如，精液常规分析、精子存活率等项目由原来的3个小时缩短至平均2个小时可取结果，精子DNA碎片率检测项目，新采用流式细胞仪的检测方法，结果更精准，报告出具时间由原来的一周缩短至3个工作日。

优生遗传科在保证检测质量的前提下，优化实验流程，提高工作效率，染色体核型分析报告时间从一个月缩短至12个工作日，分子、TCT等在一周内发出报告，病理在10个工作日出具报告。

暖心寄药、免费线上问诊，专家为她们的好孕保驾护航

医生，我正在服用的安胎药买不到，怎么办？

医生，我好不容易才怀上，广州疫情严重，过去会不会有风险？

医生，我刚进试管婴儿周期就遇到管控，我接下来要怎么做？

…………

2022年11月，许多患者在医院微信号后台咨询，他们中有好不容易怀孕，在管控区买不到安胎药的，有想要得到专家亲自回复才能安心保胎的，还有刚进入辅助生殖周期手足无措的……

广州的疫情牵动人心，千千万万市民团结一致同心抗疫，积极助力疫情防控。作为广州医务战线的一员，广东省生殖医院在完成正常的临床工作外，抽调大量的医护人员奔赴一线支援核酸采样工作，同时，还利用互联网问诊等渠道，服务好每一位患者。

部分进入试管婴儿周期的患者近期不能来医院复诊，生殖医学中心专门组织了医护人员进行一对一的电话联系和指导，此外，还通过医院的免费互联网医疗服务，全天候为患者答疑解惑。

> 很感谢主任的耐心回答，这是二移。所以心里比较有点小担心。希望能如愿好孕，同时也祝主任工作顺利幸福安康！太感谢了。希…
>
> 用户202**…　2022-11-09　　　　　　　★★★★★

> 很耐心的解释回答，还会提及时的建议，多次帮助，非常感谢
>
> 用户202**…　2022-11-10　　　　　　　★★★★★

为患者答疑解惑受到患者的好评

到生殖医学中心初诊、看检查结果及准备建档的患者,如因故不便来院或有关疑虑,可网上进行免费问诊,由医生在线处理和指导。

11月9日下午,在海珠区承担临时管控区域医疗保障任务的彭主任接到一位孕妇的求助。她曾不孕多年,历经千辛万苦,好不容易借助辅助生殖技术才怀上孕。手头上的安胎药物已用完,而管控区内无法购买该项专科用药。

彭主任了解该孕妇的情况后,向中医科主任李丽求助。李丽主任与患者取得联系后,马上协调快下班的药房做好加班准备,并远程指导她在手机端建卡、查看之前病历、询问具体情况……通过沟通,李主任发现她还出现腰酸、下腹胀、焦虑等症状。李丽主任慢慢缓解孕妇焦虑的情绪,同时帮她开了安胎药。药房方楚玉药师一直耐心等待取药,包装好后交到快递小哥的手里。

"在这个特殊的时刻,得到那么快速的服务,特别暖心。尤其李主任的专业和耐心解答,也让我焦虑的心情慢慢平复了下来。"拿到药的孕妇对此十分感激。中医科和药房急患者之所急,用每一件小事彰显医务工作者的医者仁心和使命担当。

像这样暖心的故事还有很多,每一位来院就诊的准妈妈都希望自己能够顺顺利利地怀上宝宝。医院医务人员通过各种方式,尽力为各位准妈妈保驾护航。

(二)数据反馈促进 PDCA 循环,以患者为中心优化服务

自优质服务行动实施以来,广东省生殖医院牢固树立"一切以患者为中心"的服务理念。通过畅通各类患者反馈渠道,结合数据分析,查找和解决在服务理念、服务标准、服务水平、服务措施、服务创新等方面的突出问题,并认真剖析原因,努力实现人性化服务、规范化服务、信息化

服务、诚信化服务，优质护理服务工作，打造医院服务品牌。

1. 利用数据手段，多渠道畅通患者意见反馈

确保患者意见和建议得到及时反馈是优化服务的重要环节之一。医院高度重视患者的意见反馈。目前，广东省生殖医院获取患者反馈有以下几个渠道。

（1）广东省生殖医院微信公众号后台。宣传科负责收集患者的意见和反馈，让医院可以及时了解患者的真实需求和关切，沟通各科室，回应患者疑问，解决患者需求，并针对性地改进和优化服务。

（2）医院微信后台就医评价系统。患者就诊后，都会收到系统推送的一份就医评价，患者可以对医疗服务的各个流程进行打分，医教科根据每个月的就医评价进行分析并制定新的调整方案。

（3）医院科室患者意见反馈信箱。科室设置意见反馈信箱，信箱上同时贴有二维码，每个患者都能够通过扫码及时分享就医体验，并提出建议或意见。

（4）畅通的投诉渠道。在服务窗口和医院公众区域公布投诉电话，工作时间接受患者监督与投诉，对投诉处理做到"四个不漏"：一个不漏地记录服务对象反映的问题，一个不漏地处理服务对象反映的问题，一个不漏地复审处理结果，一个不漏地将处理结果反馈到责任科室、部门或个人，努力营造患者就诊舒心的服务环境。

（5）第三方患者满意度测评。开展第三方满意度评价项目，对门诊、住院及出院患者进行满意度调查，针对医院的各个服务环节开展调研访问，了解患者的不满原因，找出医院管理中的薄弱环节，作出针对性的改进。

2. 定期通报分析，形成优质服务的 PDCA 循环

通过建立线上线下、多样化、多渠道的反馈途径，医院能够及时收集患者的意见和建议。在详细记录患者的意见和建议后，相关负责人按照

反馈内容进行分类，分派给相应的窗口或部门负责人进行处理和反馈。医院党委书记、院长李观明一再强调，患者提出的每一个意见或建议，各个窗口、各个部门都要及时给予反馈。在给予反馈时，医院应该保持透明和诚信，提供准确的信息和解释，并确保患者理解和满意。医院还建立了追踪机制，每月通报和分析就医评价情况，对患者提出的问题和建议进行跟踪，确保问题得到妥善解决，并在必要时进行改进和优化，形成优质服务全过程质量环管理。

患者针对具体业务或流程提出的建议，甚至会被列入整改计划。因为不孕不育症原因复杂，患者就诊时可能需要在不同科室之间切换。有患者在微信后台抱怨，有时看病挂了一个医生的号，又被推荐给其他科室的医生，来回跑十分辛苦。对此，医院及时研究讨论，开通了诊间预约、诊室补挂号功能。医生可以直接为未预约患者预约挂号、现场补挂号、预约住院，最大程度减少患者时间上的浪费和不必要的困扰。

延展阅读

优生遗传科：多措并举，全心全意为患者服务

为切实落实"全心全意为患者服务"的理念，全面提升科室服务质量，提升患者服务体验，优生遗传科全体成员围绕患者所需，就如何提高办事效率，优化服务流程，增强就医获得感进行讨论，提出流程再造优化措施，努力解决患者就医办事多头跑、反复跑、办事难、办事慢的问题，切实改善患者的就医体验。科室全体成员建言献策，并持续收集意见，形成具有个性化的人文关怀和服务措施。

一、保质保量加快发报告时间

1.保证实验项目检测质量。不断优化服务流程，提高检测技术，

规范操作程序，严格开展质量控制工作，保证每一份检测报告的真实性、准确性、规范性。为满足临床和患者不断增长的需要，积极开展新项目，2022年已开展多个新项目，如无创产前筛查（NIPT）、脊髓性肌萎缩症（SMA）基因筛查、耳聋基因筛查等，后续将开展胎儿染色体 DNA PLUS 的无创检测，为临床和患者提供更全面的检测项目。

2. 缩短发报告时间。在保证检测质量的前提下，优生遗传科不断优化实验流程，提高工作效率。染色体报告时间从一个月缩短至12个工作日；分子、TCT 等在一周内发出报告；病理在10个工作日发出报告。医院的司法鉴定所是省内为数不多具有法律效力的鉴定机构之一，可开展亲子鉴定、法医物证鉴定。按省司法厅的规定，亲子鉴定期限为30个工作日，医院可在一周内完成鉴定。

二、为患者提供便利

1. 让患者少跑一次。科室项目繁多，取报告的时间和方式不尽相同。为了让患者少跑一次，科室联合医教科、信息科梳理简化科室各类报告查取流程，让患者一目了然，改善其就医体验。目标是实施无纸化自动传送检查报告，各类检验检查结果自动发送医生工作站、医院微信公众号和绑定的手机号，方便患者随时查询会诊。

2. 贴心电话提醒。如遇特殊情况，因患者标本质量不及格、复查未能按时出报告等，及时打电话通知患者，告知相应的处理办法，并记录情况，免得患者因特殊情况不能按时取报告而往返奔波。

3. 提高便民服务。为方便患者，科室贴心准备便民箱，配备一次性水杯（热水）、一次性毛巾、纸巾、湿纸巾、一次性口罩、签字笔、纸、充电线、信封等用品，免费供患者及其家属使用。另外，科室免费提供二次打印检查报告服务，避免因丢失检查报告而重新开单收费，增加患者精神负担和经济负担。

4. 提供等候休息区。在优生遗传科门口放置背靠椅，为患者提供等候休息区。

5. 代理邮寄检测报告。针对外地的患者，尤其是当结果需要复查的，如果患者要求邮寄检测结果，科室也会针对这种情况给予特殊对待，将检测报告通过顺丰到付寄给患者，以免让患者再跑一趟。

三、亲子鉴定 VIP 服务

1. 提前网上挂号，手机缴费。为了提供更方便、更快捷的咨询类亲子鉴定的受理服务，开通亲子鉴定网上挂号、手机缴费等功能，大大缩短了烦琐的流程。

2. 优化鉴定流程。被鉴定人网上预约后，按照预约时间，带齐所需材料，直接到亲子鉴定接案室即可启动鉴定流程。手机缴费后，由司法鉴定所工作人员统一到一楼收费处打印发票，不仅少跑一趟，还能最大限度保护被鉴定人隐私。

3. 代理邮寄亲子鉴定意见书。通过网络将咨询类的委托书电子版发放给被鉴定人，被鉴定人再将委托书和血痕标本一并邮寄，检验类的报告也可通过快递再寄回给被鉴定人。通过这种方式，被鉴定人可以不用出门就将报告拿到手，尽享 VIP 服务。

4. 保护隐私。为保证亲子鉴定意见书纸质报告的完整性和隐私性，专门购置文件袋进行封装，与一般检验报告区分。

妇科：切实改善病房医疗服务

自医院优质服务动员大会以来，妇科迅速响应医院号召，集思广益，形成妇科优质服务行动细则。妇科团队秉承着弘扬"敬佑生命、救死扶伤、敢于奉献、大爱无疆"的行业精神，以改进工作作风为主线，以提升服务质量为重点，以服务对象满意为标准，切实改善病房医疗服务，提高患者满意度。

每位患者出院后，医护人员都会根据其个人情况，进行针对性康复、复诊等指导。构建"医患沟通群"，建立医患"连心桥"——形成医患互相信任的氛围，不定期为患者答疑解惑，打造生殖医院品牌。

一、推行"6S"管理，打造优美环境

制定"晨间护理十大准则""值班室文明公约"；统一科室标签，更新规范文件；利用下班时间种植绿植，创造温馨就诊环境；开创"患者阅读角""医患沟通墙"。

二、人文关怀，构建和谐医患关系

开展妇女节送健康活动，妇科医生进企业科普女性生殖健康知识。为了让患者感受愉悦的节日氛围，妇科在病房组织妇女节、中秋节、端午节等的传统节日文化活动，比如三八妇女节开展"女神节——送温暖送祝福"主题插花活动，端午节组织制作"粽蛋"活动，为丰富病友住院期间的文化生活，促进医患之间的亲密交流，帮助患者颐养身心，带来更加贴心、舒心的住院体验。

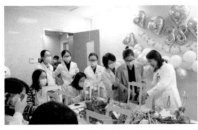
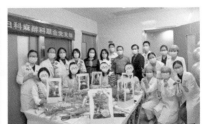
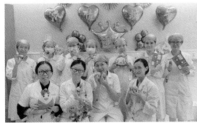
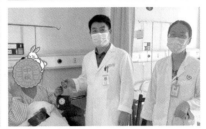

医院开展健康活动，构建和谐医患关系

夫妻病房是病房创新服务之一，一直以来，病房致力于为生育路上遇到困难的夫妻提供各类个性化的优质服务。妻子住院治疗，丈夫也进行了手术住院。为了方便夫妻双方沟通和互相照顾，病房特事特办，给患者提供"夫妻病房"。

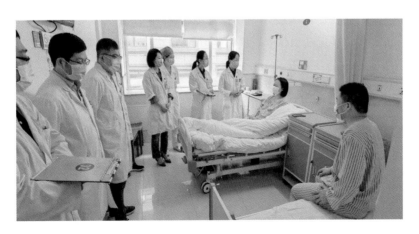

个性化的"夫妻病房"服务

药剂科：优质服务，从我做起

药剂科坚持"以患者为中心"的服务宗旨，始终将提高窗口服务质量作为己任，一切工作都以患者为中心，旨在促进医患关系的和谐，让"优质服务从我做起"成为药剂科的行动指南。

患者通常是被动接受医生的医学服务，并且有很强的依赖性，对药房服务则总是期望越快越好。药剂科在处方调配完成后，始终坚持耐心、详细地告知用法和注意事项。窗口工作人员都用文明礼貌的语言和和蔼可亲的态度，真诚耐心地解答患者的咨询和疑问。此外，针对不同心理类型的患者，药剂科提供差异性的药学服务。以指导患者安全用药为目标，药剂科每月开展优质服务培训和讲评。为解决患者医保结算烦琐的问题，药剂科不断完善信息系统中的医保标识，在医生工作站、收费系统和药品管理系统的醒目位置标注患者医保身份和药品的医保类别，提醒医生、收费室和药房按规则开单收费，大大减少医保开单不合规问题。

针对患者所关注的合理用药问题，药剂科向患者普及合理用药的相关知识，并通过微信专题推文的形式推出了系列科普推文和短视频。同时，药剂科还联合门诊部和生殖医学中心多次对患者现场进行合理用药科普宣传。为方便患者携带冷藏药品，药剂科还为远程患者提供冰袋与冷藏袋，并为不能前来就医的网上问诊患者提供快递药品等优质服务。面向未来，药剂科将以推进医院事业发展为工作重心，进一步促进科室建设和业务素质提高。

（三）数据量化评估，健全满意度管理

广东省生殖医院优质服务行动制定了三大目标：群众对医疗服务态度、医疗服务质量，就诊环境等综合满意度大于90%；医疗投诉发生率同比上年下降10%，杜绝医疗事故或重大医疗纠纷发生；创新推出一批便民利民惠民措施。同时，医院为目标实现制定了详细的行动计划和时间表，采取相应的措施。

为监督和评估措施实施的进度，及时调整和改进，医院成立了优质服务行动活动领导小组，以数据量化管理为基础，建立优质服务活动督察考核机制，并通过定期开展患者满意度调查，收集和分析数据，评价目标的达成情况，总结经验和教训，为下一阶段的目标计划提供参考和依据。

1. 量化督察考核，发挥先进示范作用

在优质服务行动实施期间，各科室每月对照活动方案要求和优质服务科室考核表进行自评。活动办公室组织各职能部门对全院所有科室进行现场督导和考核指导。每月第一次院长办公会，活动办公室负责人向领导小组汇报活动进展及整改情况，以确保活动实施效果。活动办公室把督察考核中发现的问题，进行分类梳理，向各科室下发活动督察考核情况通报；科室按照通报的整改要求，以问题为导向，制定整改措施，确保按期整改，并按时将整改情况上报活动办公室。

通过以上措施，医院形成了医疗服务"每周有分析，每月有整改，每季度有回顾"督察考核形式，并按照实际需求及时调整诊疗流程，逐步改善患者就医体验。

此外，医院每月对全院各科室进行检查打分，公布得分并实行动态排名。活动办公室对全年的检查打分进行汇总，得分最高的科室获得"年度优质服务先进科室"。该评选指标亦作为年底评选先进科室的重要参考依据。同时，医院每季度对科室人员进行记分考核，按照综合得分择优推荐评选广东省生殖医院"优质服务标兵"。

"年度优质服务先进科室"的考核评分包括硬件和环境设施、人员精神面貌及服务主动性、服务流程、服务规范的提升、服务能力和服务技巧与其他事项共 6 个考评项目，除其他事项外，分别赋分值 10 分、20 分、20 分、30 分、20 分，按照相应的评分标准加分 / 扣分。其他事项采取直接加扣分的形式：①患者有一项投诉以上项目中任何一项一次扣 20 分；②每一次创新并获得其他科室借鉴推广加 10 分；③得到患者书面表扬一次加 2 分；④在医院公众号和订阅号宣传报道一次加 5 分，在主流媒体上进行正面报道一次加 10 分，优质服务做法经验得到上级卫生健康行政等部门的认可，在会议上做经验介绍和典型宣传一项加 30 分。

通过使用该考核表，医院可以量化评估科室的优质服务水平，并根据得分情况制定改进措施，提供针对性的培训和支持。这种量化管理的方式可以帮助医院持续改进和提升优质服务水平，以满足患者的需求并提供卓越的医疗服务体验。

"优质服务标兵"的评选主要通过计分定量考评的方式进行，评选范围为医疗、护理、医技、科研、行政和后勤服务人员，各科室按照人员比例推荐候选人，优质服务行动活动办公室对推荐人进行审核、进行量化打分、网络投票、报医院办公会议讨论研究，通过后进行公示。公示流程结束后进行相应奖励。具体步骤如下：

确定评选的考评指标：包括思想品质、组织纪律、业务技能、服务质量和网上投票等五个方面。

考评标准的设定：为每个考评指标制定相应的考评标准和细则，明确不同级别的表现以及相对应的得分 / 扣分。

数据量化和打分：收集候选人在各个考评指标下的相关数据，根据考评标准给予相应的得分。评选过程中引入网络投票环节，对候选人事迹进行网上公开投票。按照最高票到最低票计算得分，第一名为 10 分，第二名为 9 分，第三名为 8 分，直到第十名为 1 分，后续其他名次没有得分。根据总分对候选人进行排名，确定排名前列的候选人作为"优质服务标兵"。

此外，医院通过建立员工医德医风电子档案，包括表扬、投诉、行风、参加公益活动等记载，开展医德医风年度考核，作为评选优质服务标兵的重要依据。

通过以上的数据量化方式，广东省生殖医院能够客观、公正地评选出在各项考评指标下表现优秀的职工，从而提高服务质量，激发医务人员的积极性。

2. 专业的患者满意度测评

以数据量化评估健全满意度管理的另一种常见的方式是进行患者满意度调查，通过量化研究的方式来评估患者对医疗服务的满意度。广东省生殖医院每年开展第三方满意度评价，对门诊、住院及出院患者进行满意度调查，针对医院的各个服务环节开展调研访问，了解患者的不满原因，找出医院管理中的薄弱环节，作出针对性的改进。

满意度测评项目采用问卷调查的方法。问卷主体设计以封闭式问题为主，问题的形式以"是否式"（即问题的答案只有"是"和"不是"，或其他肯定形式和否定形式两种）和"表格式"（即将同一类型的若干个问题集中在一起，构成一个问题表格）为主。调查通过自填问卷、电话访问的方法收集资料，按照实际有效问卷样本录入并汇总数据，按照不同问卷的赋分规则分别计算得分。

满意度测评分门诊、住院、出院患者满意度三个维度进行。每个维度设计了对应的二级指标，并通过因子分析及线性回归的统计学方法，计算出各个考核指标权重，权重代表被访者心中满意度指标对评价医院整体满意度时影响力的大小。

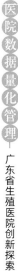

表 3-1 门诊 / 住院 / 出院权重

项目	门诊权重 /%	住院权重 /%	出院权重 /%
医技服务	11.2	7.5	–
医疗技术	14.0	12.9	13.9
服务态度	13.1	11.3	12.2
医患沟通	13.2	11.5	12.4
护理服务	–	10.8	11.7
就医方便	8.0	6.6	7.1
环境设施	9.9	8.1	8.8
医疗费用	11.6	10.7	11.6
后勤服务	–	6.0	6.5
隐私保护	7.8	6.6	7.1
医德医风	11.2	8.0	8.6

注："–"代表该维度不测评该指标

指标得分 =（该项指标选取 5 分的患者人数比例 ×100 + 该项指标选取 4 分的患者人数比例 ×80 + 该项指标选取 3 分的患者人数比例 ×60 + 该项指标选取 2 分的患者人数比例 ×40 + 该项指标选取 1 分的患者人数比例 ×20）/ 对应样本量

门诊得分 = 各指标与对应权重相乘后加总

出院得分 = 各指标与对应权重相乘后加总

住院得分 = 各指标与对应权重相乘后加总

患者综合满意度 =（门诊综合得分 + 出院综合得分 + 住院综合得分）/3

例如，门诊综合得分 = 医疗技术得分 × 医疗技术权重 + 服务态度得分 × 服务态度权重 + 就医方便得分 × 就医方便权重 +……+ 医德医风得分 × 医德医风权重。

满意度测评研究结果包括但不限于医院患者的综合满意度情况；门诊、住院、出院患者满意度二级指标总体表现情况，门诊、住院、出院短板指标，门诊、住院三级指标满意度情况（考虑到电话访问过程尽可能减少对患者的打扰，对于出院患者的满意度询问仅限于二级指标），各个科室满意度对比，受访者意见信息分析等，可以为医院进行服务优化，提升患者满意度提供数据参考。

以短板指标为例，通过短板指标的确定，医院可以知道哪些方面的服务是需要首要提升的，而哪些方面是需要其次提升，还有重点维持哪些方面，而哪些方面是属于安全区域。

患者满意度的短板指标通过影响力分析矩阵确定。影响力分析矩阵以满意度为横坐标（越靠右，表示满意度越高），指标影响力为纵坐标（越靠上，表示影响力越大），分为四个象限：

（1）首要提升：满意度低，且对总体满意度影响较大，首要提升；

（2）其次提升：满意度低，但对总体满意度影响较小，其次提升；

（3）重点维持：满意度高，且较大程度影响总体满意度，重点维持；

（4）安全区域：满意度高，但对总体满意度影响小，可保持。

由上述影响力分析模型中可知，住院首要提升的指标有医疗技术、服务态度、医疗费用，其次提升的指标是环境设施、医德医风、就医方便和后勤服务，需要重点维持的是医患沟通、护理服务，医技服务和隐私保护处于安全区域。

患者满意度的影响因素是多方面的，患者满意度是一个多维的评估。通过专业的满意度定量评估，医院可以了解患者对医院的整体满意度以及具体的服务项目的评价，及时发现医疗服务存在的问题，并进行针对性的改善，从而更好地满足患者的需求，获得高的忠诚度与美誉度，建立良好的医患关系，提供高质量的医疗服务，提升医院形象和竞争力。

医院始终坚持建设以患者需求为导向的医院文化，凝练医院核心价值观和特色鲜明的医院文化；大力弘扬崇高职业精神，凝聚广大医务人员对工作极端负责、对人民极端热忱、对技术精益求精的精神力量，为患者提供一流的服务。医院委托第三方专业调研公关公司开展的就医满意度调查显示 2020 年、2021 年、2022 年患者满意度分别为 90.91%、97.00%、97.49%，医院微信平台调查显示 2020—2022 年患者最高月度满意度分别为 90.93%、95.03%、96.49%，均呈逐步上升趋势。

本章阐述了广东省生殖医院在不断变化的内外部环境中如何通过数据量化管理来实现医疗业务创新、医疗质量管理并打造优质服务。医院通过数据分析了解医疗需求和趋势，结合政策契机推动医疗业务创新；运用量化考核和评估制度，推动医疗质量持续改进；以数据反馈优化医疗服务流程，提高服务质量，满足患者需求。这些举措使医院在核心业务领域取得了显著进展，医疗质量管理持续性改进，医疗服务水平不断提高。医院始终坚持以患者为中心的服务理念，通过优质诊疗、个性化服务，不断改善就医感受，提升患者体验，为更多家庭实现健康生育梦想。

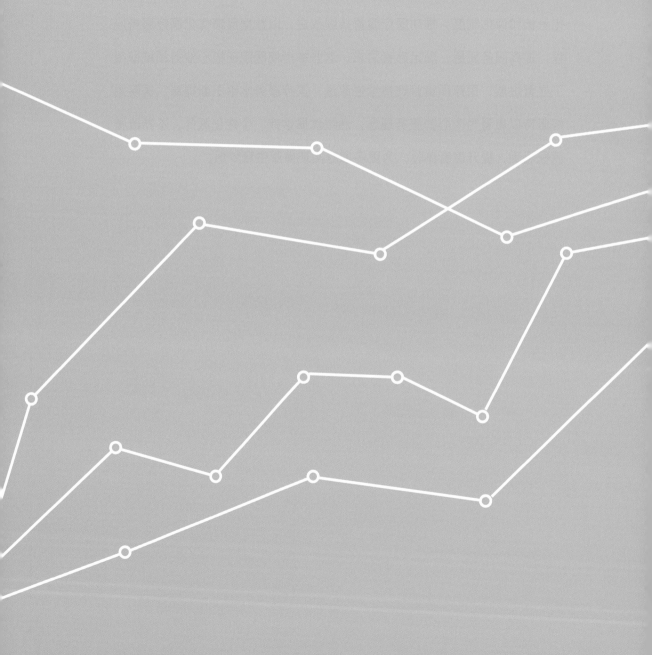

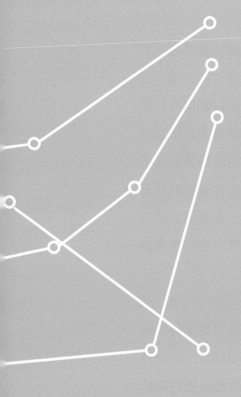

第四章 科教工作量化管理

　　科技创新、科研人才对医院发展的重要性不言而喻。科研是医院发展的动力和源泉，科研能力是医疗水平和服务质量的直接体现。医院是医疗科研和医学人才培养的重要场所，承担着推动科研进展和培养医学人才的使命。实现医院高质量发展离不开高精尖科研和高层次人才的支撑。只有不断提升自身的科研水平和创新能力，打造一支高层次的科研人才队伍，才能推动医院朝着更高水平和更高质量的方向发展。

　　科教管理是现代医院管理非常关键的环节。医院应当通过科学的管理方法和手段规范科学研究和教学管理工作，将临床实践与教学相结合，促进科学研究和学术创新水平的提高，全面提升医院科技成果转化能力，并为医疗事业培养出更多优秀的医学专业人才，推动医教研持续发展、医院高质量发展。

第一节　医院科研管理

在现代医院管理中，科研管理扮演着重要的角色。医院通过加强科研管理，能够有效整合和配置科研资源，提升科研团队的组织和协作能力，研究设计和实施过程，从而提高科研项目的质量和效率。科研管理的能够推动医院的科技创新，为医院带来更多的创新成果和科研突破，院的核心竞争力。国务院办公厅 2017 年印发的《关于建立现代医制度的指导意见》明确提出，现代医院要健全科研管理制度，要医学研究，加快诊疗技术创新突破和应用，大力开展适宜技术加强和规范药物临床试验研究，提高医疗技术水平；加强基学科、辅助诊疗学科的交叉融合；建立健全科研项目管理、研奖励、知识产权保护、成果转化推广等制度。

床科研提升，以科研创新带动临床发展

科研与临床诊疗之间的关系认识存在一些误区。例如，研与临床是"顾此失彼"的关系，这导致了科研与临床长时间的脱节。然而，在现代医学中，临床与科研并非对立的，而是相辅相成、不可分割的关系。从医学的发展历程看，医学每一阶段的进步都离不开医疗技术的创新和科学技术的发展。临床研究作为重要的应用研究领域，既吸收并应用基础医学的研究成果，又不断提出新问题，推动基础研究获取新知识以满足临床需求。医院科研与临床相辅相成，是提高医疗水平和服务质量的重要途径。

2021 年 9 月 14 日，国家卫生健康委和国家中医药管理局联合印发

了《公立医院高质量发展促进行动（2021—2025 年）》，明确将"实施临床科研提升行动"作为 8 项具体行动之一，突出了临床研究与临床诊疗的协同发展以及科研成果服务临床的重要性。此外，国家《三级医院评审标准（2022 年版）》将科研管理、科研成果和转化作为评审指标之一。全国性公立医院考核中科研指标被纳入全国性监测范围，对医院科研管理工作的开展也具有重要意义。

在公立医院高质量发展的背景下，医院学科建设的重要标志是科研创新能力的提升，而科研管理则是推动医院实现高质量发展的关键要素。因此，如何规范科研管理、促进医院科研水平的高质量发展，成为当前各大医院亟须解决的问题。

然而，广东省生殖医院医务人员普遍存在科研意识不足和科研基础薄弱的问题。医务人员临床工作繁忙，加之科研素养有待提升，导致整体科研氛围不足，影响了他们参与科研的积极性和可能性。

广东省生殖医院拥有广东省唯一的人类精子库、国家卫生健康委男性生殖与遗传重点实验室，具备良好的科研平台，虽然底蕴深厚，资质齐全，但医院存在一个症结——过往长期服务于计划生育工作，临床思维跟不上科研思维。对此，医院党委书记、院长李观明打了一个生动的比方，"如果说临床工作是双手，那么科研工作就是大脑。大脑不发达，就会笨手笨脚。但如果双手不操作，也难以增长新的技能"。他同时强调，"科研是为了更好地服务于临床，特别是随着人口政策的完善，以科研创新提升临床治疗和医疗服务才是医院的未来"。

针对这一问题，医院立足临床学科，积极开展科研建设，推进临床科研提升，以科研创新带动临床发展。医院通过科学的管理措施来优化科研项目管理机制，鼓励全员参与科研工作，并制定相关制度和办法。此外，医院还采取了一系列措施促进科研成果的转移和转化，并提供适当的经费、条件、设施和人员支持科研工作。这样的努力促进了科研与临床的良性互动，进一步推动了医院科研水平的高质量发展。

二、数据量化管理在科研管理中的实践

数据量化管理是指通过对科研数据进行收集、整理、分析、评价等过程，将数据转化为可度量的指标，以便对科研活动进行监控、评估和优化。在科研管理中，数据量化管理可以帮助医院更好地了解不同领域科研项目不同层面的详细信息与过程，例如项目管理、经费管理、科研成果管理、论文发表 / 著作出版管理、科研奖励管理等，为制定科研管理政策、提高科研管理水平提供数据支持。

近年来，广东省生殖医院通过数据量化管理的方式，搭建创新平台，突出科技创新。医院将科研强院作为医院战略发展目标，以解决临床问题为核心，深入实施科研创新驱动发展战略，构建强有力的科研团队；准确把握国家重大需求，努力申报和承担一批省级以上的重大科技项目，促进生殖相关重大疾病临床研究和医学科技成果转化，为建设集医、教、研、产于一体的高水平生殖医院提供支撑。

（一）以数据量化为基础，规范科研项目全过程管理

科研项目管理涉及多个环节。医院以数据量化为驱动开展一系列管理措施，包括改进科研项目管理流程、加强科研项目经费监管以及规范科研项目成果管理，从而促进科研项目全过程管理规范，有效提升了科研项目管理水平。

1. 统计分析，改进科研项目管理流程

科研项目管理包括项目申请、项目立项及实施管理、项目结题等主要阶段。在这个过程中，医院通过数据量化的方式统计和管理科研项目的数量。这些数据包括但不限于以下内容：

（1）项目申请数量：统计每年提交的科研项目申请书的数量。

（2）项目立项数量：统计每年批准立项的科研项目数量。

（3）项目结题数量：统计每年完成的科研项目数量。

（4）项目执行进度：对每个项目进行进度追踪和管理，统计项目的执行情况，包括进展报告的及时性、项目阶段进度等。

（5）项目成果产出：统计科研项目所产生的学术论文、专利、报告等成果数量。

这些数据可以用于评估科研活动的效果、分析科研资源的分配情况以及指导科研管理决策。尤其是在项目实施过程中，项目负责人需按项目下达部门或医教科出具的通知要求上交项目阶段进度情况表，实事求是，客观公正地反映情况，进度情况作为下年度经费使用重要依据。科研管理部门将对进度情况的检查结果进行公示。对研究计划执行不力、无故拖延、毫无进展或经费使用不当的项目，由医教科报分管科研领导及医院学术委员会讨论，并根据情况进行相应处罚。

2. 数据督查，加强科研项目经费监管

医院在科研经费管理方面积极采用数据量化的方式，以提高科研经费的管理效能。

（1）经费使用手册：针对每个科研项目，设立经费使用手册。该手册详细记录经费使用情况，包括支出范围、报销要求等，确保专款专用和经费使用的合规性。

（2）配套经费申请：当项目经费不足时，项目负责人可以根据实际情况申请相应的配套经费。根据配套经费申请要求，通过数据统计和分析来确定申请金额，确保经费的合理配备。

（3）经费支出监督：财务科和医教科负责对项目经费支出情况进行监督和审核。经费支出必须到财务部门登记，并进行定期检查和备案，确保经费使用的透明度和准确性。在医教科的监督管理下，项目负责人严格遵守经费支出审批程序，按研究计划支配使用与项目研究有关的费用。

（4）经费结余处理：对于项目完成后的结余经费，通过数据统计和分析，进行合理的安排和再利用。结余经费可以用于同类型新项目的预实

验、资料查阅等科研活动，以实现经费利用效益的最大化。

（5）经费使用效益评估：通过数据量化的方式对经费使用情况进行统计和分析，结合绩效目标，对科研项目经费的支出和科研成果的产出进行充分、科学的评价和监督，将经费使用率、经费使用的合理性、预算编制的合理性、预算执行的针对性等评价结果作为后续立项的重要参考，为科研经费的管理和分配提供科学依据，全面提高科研经费的使用效益。

通过以上数据量化的科研经费管理，医院能够更加精确和高效地管理科研经费，提高科研项目的执行效果和科研成果的质量。

3. 登记备案，规范科研项目成果管理

规范科研项目的成果管理，有利于加快医学科技成果转化。成果评价、登记与档案管理是医学科研成果管理的基础环节。

医院通过数据量化的方式对科研项目成果进行登记，并将相关证书原件交医教科进行存档保管，以此建立科研成果的数据档案。通过科研成果数据档案，医院能够更好地评估科技成果的质量和价值，规范科研项目的执行流程，进而促进医院科研工作的提高和发展。

在专利申请方面，医院通过相关专利申请材料的报备和存档工作，优化专利申请的流程管理，确保专利申请的规范和有效进行。同时，为了保护知识产权并激励创新，医院明确不同职务发明专利的收益分配比例：个人职务发明专利以转让、技术入股和转化应用方式等获得收益的，个人与医院分配比例按 8∶2 执行；发明主体属于集体创造的，发明人作为代表进行专利注册的，专利转化获得的收益个人与医院分配比例按 7∶3 执行。

在科技论文发表方面，医院通过做好论文投稿和发表流程的登记记录，确保论文内容的真实性和规范性，规范作者署名和单位署名的要求，并实现数据的集中存储、记录和管理，进一步实现对论文发表情况的统计分析。此外，医院规定，若科研项目无经费，项目发表的相关论文版面费可以申请在单位科研经费中报销，具体比例根据论文发表的期刊等级有所差异。

数据量化的管理方式有助于提升论文发表的效率和质量，并为科研奖励和职称评聘提供可靠的依据。

在著作出版方面，医院通过数据量化规范管理所采取的措施主要有以下几个方面：

（1）资助申请流程：申请人需要向医教科提交申请材料，包括出版著作资助申报表、成书一本、出版合同。申请材料通过数据量化的方式进行记录、存档和管理，确保申请流程的透明和规范。

（2）审批程序和结果公示：申请人提交材料后，经过医教科的初审和医院学术委员会的审定，由医院领导班子批准资助结果和金额，由医教科根据相关记录公布最终资助情况。申请流程公开透明，实现了出版资助申请的统一管理和监督。

（3）资助标准和经费发放：根据著作类型和作者身份，医院制定相应的资助标准。在发放资助经费时，财务科将依据有效发票进行发放，以确保资助经费核算管理的严格规范。

通过以上措施，医院能够更好地管理著作出版的申请流程、资助情况和经费发放，并确保申请材料的真实性和规范性。数据量化的管理方式有助于提高著作出版管理的效率和透明度，并为医务人员从事学术研究活动提供了更好的支持和鼓励。

（二）科学量化科研奖励标准，激发科研人员创新热情

医学科研创新具有投入高、周期长、风险大等特征。这极大考验科研人员的耐心和毅力，因此需要医院在人力资源方面持续投入，并在资源投入上予以实际支持。持续的经济支持以及相对应的奖励激励机制可以激发医院内部从业人员的科研积极性和创新能力，鼓励他们主动参与科研项目和学术研究，推动科研成果的产生和转化。

为了调动全院职工科技创新的主动性和积极性，争取高层次科研项目，获得高水平科研成果、国家发明专利和高影响因子的学术论文，提升

科研能力，广东省生殖医院制定了科研奖励管理办法，对科研项目申报、科研立项、SCI 论文发表、科研成果、出版著作给予充分奖励。

1. 科研项目申报奖励

对于成功申报国家自然科学基金项目并通过医院学术委员会评审的项目，给予固定奖励金额，确保科研项目的质量和数量。

2. 科研立项奖励

根据不同项目的类别和级别，设定了不同的奖励金额。项目类别包括厅局级项目、省部（委）级项目和国家级项目，省部（委）级项目和国家级项目细化为小型项目、一般项目、重点项目和重大项目四个级别，通过明确金额和发放标准来量化奖励的力度。

此外，国家、省部（委）级子课题项目按同级别项目奖励的 50% 发放，指令性项目、横向委托项目按同级别奖励的 25% 发放，学会资助的科研项目参照同级别项目的 50% 发放（中华医学会参照省部级、省医学会参照厅局级）；其他项目类型或未尽事宜由医院学术委员会及医院领导班子讨论决定。

3.SCI 论文发表奖励

据时任医院副院长赵庆国介绍，SCI 论文发表奖励最初只考虑了 SCI 论文的基础分值，用相应 SCI 杂志的影响因子乘以奖励金额。然而，经过一年的实施后，发现存在一个问题。比如，国家卫生健康委男性生殖与遗传重点实验室主要进行实验研究，其发表的 SCI 论文所在杂志的影响因子往往较高。然而，像男科或生殖医学中心等临床学科，其发表的 SCI 论文的影响因子可能不高，但在该学科领域内具有较高的影响力。为了解决这个问题，医院进一步调整了奖励办法，引入了杂志的分区因素。这样一来，即使影响因子较低，但如果杂志属于高分区（如 I 区），仍然可以获得较高的奖励。这种调整在一定程度上引导科研人员选择具有较高学科影响力的杂志进行发表。

调整后的 SCI 论文发表奖励方式，更加客观和综合地考量影响因子和杂志分区，引导科研人员注重质量、鼓励当第一作者，通过将奖励金额与文献类型系数、署名系数和分区系数等指标以及高影响因子关联起来，以数据量化的方式奖励在 SCI 期刊上发表高质量论文的科研人员。

4. 科研成果奖励

根据不同级别的科研成果，如国家级科学技术进步奖、省部（委）级科学技术进步奖、中华医学科技奖等共 7 个奖项，分别设定相应的奖励金额，将科研成果的贡献通过奖励金额的量化进行衡量。企业赞助社会组织颁发的奖励，且社会组织已给予奖励的，单位不再给予奖励。若医院作为合作单位，奖励办法如下：排名第二按同等级奖励标准的 30% 奖励；排名第三按同等级奖励标准的 15% 奖励。通过这样的奖励引导，提高独家完成的研究成果数。

5. 出版著作奖励

根据著作等级和字数要求，对医院人员作为主编或副主编的著作进行分类奖励，奖励金额通过固定的标准量化。

通过以上措施，医院将科研奖励的发放与具体的数据和指标相结合，确保了奖励的公平性和可量化性，激发了科研人员的积极性和创新热情。数据量化的方式使科研奖励管理更加透明、公正，提高了科研项目申报的质量和数量，鼓励发表高水平的 SCI 论文，促进科研成果的产出和知识的传播，进一步推动医院的科研创新发展。近年来，医院发表科研项目论文数量每年以 20% 的高速增长。

延展阅读

最高资助 50 万！广东省生殖医院实施科研"登峰计划"

为更好地激发全院人员的科研积极性、主动性和创造性，营造良好的科研氛围，培育一批高层次、国际化生殖医学科研人才，提升医院生殖医学的创新能力和国际竞争力，促进国家卫生健康委男性生殖与遗传重点实验室科研工作可持续发展，广东省生殖医院决定于 2023 年 6 月 1 日起实施科研"登峰计划"。

一、项目目标和资助方向

"登峰计划"的目标是培育能独立自主开展创新性研究的人才，力争在生殖医学研究领域取得重大标志性成果，提升医院的创新能力和核心竞争力。为实现这一目标，"登峰计划"围绕国家卫生健康委男性生殖与遗传重点实验室主要研究方向开展，涵盖了男性不育症诊疗新技术、人类精子库技术和生育力保存技术、男性不育的遗传和表观遗传学研究、精子发生和成熟机制研究以及生殖医学学科的前沿领域。

二、经费支持强度

为了给予科研项目充分的经费支持，广东省生殖医院设定了三档资助强度，分别为：一等资助 50 万元／项；二等资助 30 万元／项；三等资助 10 万元／项。科研人员可以根据项目的科学性、创新性、可行性和预期成果等方面进行申报，经过评审后确定资助等级。

三、评审标准和申报要求

医院在"登峰计划"评审中，设定了多个评审指标，包括项目立论依据、研究方向和创新性、研究意义、研究水平、技术路线可行性、前期工作积累以及实验条件情况、预期成果、申请经费合理性、跨学科合作及团队分工情况等，并对每个指标分配相应的评审标准和分值，用于量化评分。医院收集与各评审指标相关的数据。基于收集到的数据，医院根据相应的评审标准对项目各个指标进行量化分析，并通过打分的方式将不同指标的优劣评价转化为可比较的分数，根据总分的高低，对申报项目进行排名，根据排名结果，确定是否支持项目立项、调整经费预算或团队分工等。

项目执行期间，项目负责人每年须申报国家自然科学基金（限项除外）、省级科研项目、省级科技奖相关奖项等至少1项。同时，医院鼓励全院跨科室组建研究团队进行申报，并对跨科室组建研究团队申报课题在评分上给予照顾。所有获得立项资助的课题需按照规定在广东省生殖医院中心实验室开展实验，确因实验条件需外送实验的，需由项目负责人书面申请，经医教科审核、分管院领导同意并报院长办公会研究批准。

四、结题要求

一等资助项目，发表1篇及以上JCR Q1区SCI论文，且IF>10；

二等资助项目，发表1篇及以上JCR Q1区SCI论文；

三等资助项目，发表1篇及以上JCR Q2区SCI论文。

论文第一作者和通讯作者均为医院人员，医院为唯一完成单位。

五、立项流程

"登峰计划"原则上每年组织一次申报，申请者需填写"科研基金项目申请书"和"科研伦理审批申报表"，并提交至医教科。医院需做好相关数据记录和归档，便于后续的管理和审查。

医院成立了"登峰计划"工作领导小组和办公室，并组织院外专家对申报的课题进行评审，确保评审过程的客观性和准确性。

立项后，经费采用一次核定、分期拨款的方式，第一年给予40%的经费资助，第二年40%，第三年达到结题标准给予20%资助，没有达到结题标准的不再给予资助。医院"登峰计划"工作领导小组办公室每年组织课题考核评估，完成年度计划任务后拨付，未完成年度计划任务的，不拨付后期经费。

六、考核与奖惩

为了量化监督项目进展，医院要求项目负责人每半年全院范围内汇报一次研究进展情况，同时，根据医院科研奖励管理办法，对项目实施期间获得的研究成果分类、分层次进行奖励。对于违背科学道德、未按计划进行研究、不接受单位监督或违反财务制度的情况，将采取相应的惩罚措施。

广东省生殖医院通过实施科研"登峰计划"，为科研人员提供了更广阔的研究空间和经费支持，激发科研人员的创新激情，推动生殖医学领域的科学发展，提升医院的科研实力和影响力。

科研作为创造性的活动，对医院高质量发展至关重要。科研绩效管理是医院绩效管理的重要组成部分，旨在帮助医院规划、实施和评估科研工作，以提高科研工作的效率和质量。科学的绩效管理，能够确保科研人员的工作成果得到充分的认可和回报，激发科研人员积极性，促使医院达成科研创新目标，增强核心竞争力。

一、完善有利于创新的评价激励制度

医院科研创新活动的主体是从事科研的人员。尊重医务人员，培养医务人员的科研责任感和创新激情，能够有效提升医院的科学水平，进而提高医院的医疗技术水平和服务质量。科研绩效评价是人才激励的重要基础，有效运用评价结果能够激发科研团队和科研人员的创新能力和工作热情。

由于医院科研工作具有不确定性、风险性和未知性的特点，科研绩效评估存在一定的难点。首先，医务人员的工作职责是多维度的：既提供临床诊疗服务，也参与科学研究工作。因此，医务人员的科研工作必须与医疗相关活动紧密联系起来。这意味着医院对科研绩效的评估不能简单地套用专职科研机构的绩效评估标准。医务人员需要在繁忙的临床工作之余，投入时间和精力进行科研活动，这给科研绩效的考核带来了挑战。其次，医学是一门复杂、高精度、高难度的学科，科研绩效考核需要综合考虑科研成果、科研过程和科研态度等多个因素，这增加了绩效考核的主观性。随着如今医院科研成果的多样化，对科研绩效的评价体系构建也变得愈加复杂。

如何在医务工作的基础上，兼顾科研活动的特殊性和复杂性，科学评价科研工作的质量和效益，平衡科研工作和临床工作的关系，合理的绩效评估方法和指标体系的设计至关重要。

医院要通过建立合理的绩效评估方法和指标体系，充分发挥评价导向作用，以临床需求和创新质量为导向，正确引导和调动科研人员的积极性；改革评价机制，从兼顾质和量、全面性和可行性、过程和结果的角度出发推行分类评价，并与业内保持同步，及时更新评价体系和评估标准；加大实践成果的奖励力度，推行项目管理，将成果转化实效与奖励以及工作业绩进行量化挂钩，提高科研项目的质量和实际效益。通过以上措施，建立激励性强、公正合理的评价激励制度，促进科研人员的创新活动和高质量科研成果的产出，进一步推动医院的科研创新发展。

二、数据量化管理在科研绩效管理中的实践

数据量化管理在科研绩效管理中扮演着重要的角色。它通过收集、记录和分析科研过程中产生的各种数据，帮助医院对科研工作进行全面的监控、评估和改进，为科研绩效的考核和奖励提供了客观的依据。

近年来，广东省生殖医院以数据量化为基础，规范科研项目全过程管理，充分激发科研人员创新热情。医院通过记录和分析科研人员在项目实施过程中的数据，准确评估其工作质量和效率。基于数据的绩效考核和奖励体系激励了科研人员的积极性和创新性，推动了医院科研工作的提升和发展。

（一）科学量化，建立公正有效的考核体系

为进一步健全科研管理制度，完善科研评价体系，充分调动广大职工开展科研工作的主动性和积极性，提高整体科研水平，2020 年 6 月，

医院制定了科研绩效考核管理办法。该办法通过科学的量化标准和计分方法，利用信息化手段提高考核的准确性和效率，为医院科研人员的绩效评估提供有力支持。

1. 明确合格标准，确保考核的针对性和有效性

管理办法首先明确了考核对象的范围，包括中级职称及以上的专业技术人员、具有研究生及以上学历的初级职称人员。考核范围的设定确保了考核的针对性和有效性。其次，针对不同职称级别的科研人员，设定相应的合格标准，确保考核标准具有一定的挑战性和激励性。科研绩效考核的评定分为"优秀""良好""合格"及"不合格"。达到专业技术职称所需完成的绩效分值为合格；超过所需完成绩效分200%的为良好；超过所需完成绩效分300%的为优秀。

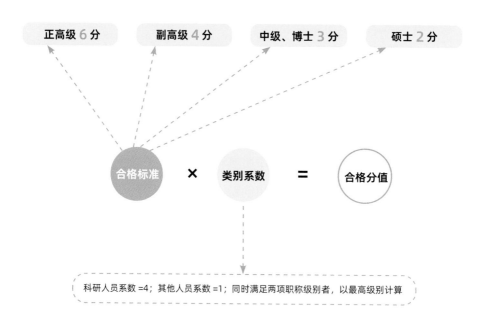

图 4-1　科研绩效考核合格标准

2. 设置可量化指标，确保公平性和可信度

医院通过明确规定科研成果作为考核标准，将科研课题、成果奖励、发明专利、学术著作、科研论文等作为量化指标，通过采集、统计和分析科研成果的相关数据，将其转化为可量化的指标，如发表论文数量、著作影响因子、获得专利数量等等，以评估科研人员的绩效。这些科研指标都可以通过具体的数据进行量化评估，使考核过程更加客观、公正和透明，同时，数据的运用避免了主观因素的干扰，确保了考核的公平性。

论文及著作类成果以发表或出版时间为准，科研立项以立项批文下发时间为准，项目结题以纸质验收书盖章时间为准，获奖成果以获奖证书所载时间为准，专利以国家专利证书所载时间为准。考核过程中的数据公开透明，使科研人员能够清晰了解考核标准和评估依据，确保考核的公平性和可信度。

3. 分类别的计分标准，全面评估成果影响力

科研绩效考核以"分"为统计单位，根据科研成果的质量和数量进行计分、统计和考评，同时明确了不同类别科研成果的计分标准。

（1）科研课题、成果奖励、发明专利计分标准

"成果奖励"方面，按照等级和难度，分为国家级特等奖励、国家级奖励Ⅰ、国家级奖励Ⅱ和省级特等奖励、国家级奖励Ⅲ和省部级奖励Ⅰ、省部级奖励Ⅱ和市级特等奖励共计8个积分项；"科研课题"则包含国家重点/重大课题、国家自然科学基金、省部级和国家重点子课题、厅级和局级课题、开放性课题（外单位）、所内课题共计6个积分项；加上"发明专利"，科研成果"科研课题、成果奖励、发明专利"类别共计15个积分项。根据排名，15个积分项分别赋予从30到0.5不等的积分。例如，获得国家重点/重大课题排名第一名积16分，第二名积13分，第三名积10分，第四名积8分，第五名积7分，第六名积6分，第七名积5分；发明专利排名第一到第五分别积8、6、4、3、1分。

表 4-1　科研课题、成果奖励、发明专利计分标准

项目	名次积分									
	1	2	3	4	5	6	7	8	9	10
国家级特等奖励	30	25	20	16	13	10	8	7	6	5
国家级奖励 I	25	20	16	13	10	8	7	6	5	4
国家级奖励 II、省级特等奖励	20	16	13	10	8	7	6	5	4	3
国家级奖励III、省部级奖励 I	16	13	10	8	7	6	5	4	3	2
省部级奖励 II、市级特等奖励	13	10	8	7	6	5	4	3	2	1
省部级奖励III、市级奖励 I	10	8	7	6	5	4	3	2	1	0.5
市级奖励 II	8	6	5	4	3	2	1	—	—	—
市级奖励III	6	5	4	3	2	1	0.5	—	—	—
国家重点 / 重大课题	16	13	10	8	7	6	5	—	—	—
国家自然科学基金	15	12	9	7	6	5	4	—	—	—
省部级、国家重点子课题	8	6	5	4	3	2	1	—	—	—
厅级、局级课题	6	4	3	2	1	—	—	—	—	—
开放性课题（外单位）	4	3	2	1	—	—	—	—	—	—
所内课题	3	2	1	—	—	—	—	—	—	—
发明专利	8	6	4	3	1	—	—	—	—	—

（2）学术著作计分标准

学术著作按照国家级出版社和省级或高校出版社两个级别分别设置专著/译著、编著、工具书和教材3个项目。每个项目赋予不同等级的分值。最高为国家级出版社专著/译著，标准分值10分。

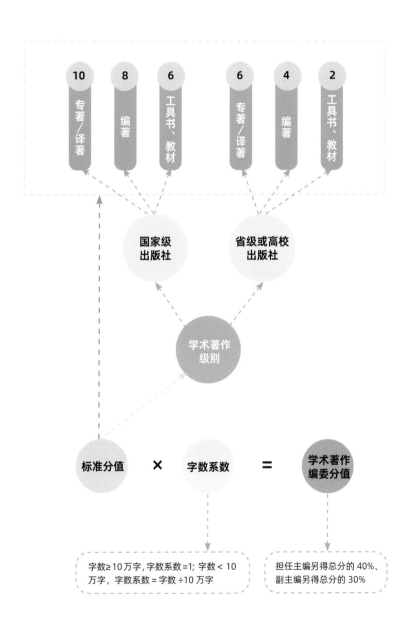

图4-2　学术著作计分标准

（3）科研论文计分标准

"科研论文"按照收录期刊等级分为 SCI 收录、中华级、中国级、其他杂志、综述和个案、会议发言和投稿（国家级大会）、会议发言和投稿（省级大会）7 个积分项，根据排名分别赋予从 8 到 1 不等的积分。其中，SCI 收录文章积分为名次积分 × 影响因子（影响因子 ≥ 1，若影响因子＜1，积分为名次积分）。SCI 收录文章名次积分为第一名 8 分，第二名 4 分，第三名 3 分，第四名 2 分，第五名 1 分。

表 4-2　科研论文计分标准

科研论文	名次积分				
	1	2	3	4	5
SCI 收录（× 影响因子）	8	4	3	2	1
中华级	7	5	3	1	－
中国级	5	3	2	1	－
其他杂志	3	2	1	－	－
综述、个案	3	1	－	－	－
会议发言、投稿（国家级大会）	2	－	－	－	－
会议发言、投稿（省级大会）	1	－	－	－	－

（二）强化监督，促进考核结果的有效应用

科研绩效考核的公正性和有效性能够全面评估医务人员的科研能力和表现。合理的指标体系，能够客观评价医务人员的科研水平，并激励医务人员更加重视科研工作，培养严谨的科研态度，不断提高自身的科研水平，并取得更丰富的科研成果。科研绩效评价体系的建立还能够有效推动医院实施学科和科研战略，合理分配科研任务，促进医院的整体发展。

医院将科研绩效评定结果作为职称晋升、出国深造、评奖评优的重

要参考依据。达到年度科研绩效考核要求，是申请职称聘任的前提条件。对于科研绩效考核未达标者，医院将予以年度警告，连续两次被年度警告者，低聘一级。初级职称的硕士、博士，未达标者延期聘任。此外，医院的评优评先、合同制人员参照在编人员聘用管理等均要求科研论文、课题立项、科研成果、科技奖项等数据的量化考核，涵盖了一定比例的科研考核分数。

因此，医院需要加强科研绩效考核过程的监督，确保流程公开透明，促进考核结果的有效应用。

1. 完善信息平台，确保可追溯性，提高透明度

医院建立了科研管理信息平台，以实现对科研情况的有效管理和全程跟踪，为科研管理人员提供高效的信息管理和控制，同时满足医院领导班子对科研活动的宏观管理和决策需求。该信息平台涵盖了科研人员、项目申报、成果管理、科技统计、专利管理、经费管理和报表管理等多项管理职能，是医院科研管理的核心部分。此外，科研管理信息平台与医院人事系统实时对接，实现了与人力资源部门的协同办公，提高了工作效率。

为了完善科研绩效考核的数据信息管理，医院建立了科研考核数据录入系统。科研人员将自己的科研成果录入系统中，根据考核管理办法的计分标准，系统能够自动生成评分。这种方式大大减少了手工录入和计算误差，提高了考核的准确性和效率，确保了评分的客观性和一致性。数据录入系统还能对科研成果进行统计和分析，生成报表和可视化数据，为考核过程提供全面的数据支持。通过量化评估，各项指标和数据得以明确记录和追溯，使科研人员和管理者能够清楚了解工作进展和成果贡献，提高了管理的透明度，减少了管理决策的主观性和不确定性。

这些举措旨在打破信息孤岛，构建开放、协同、高效的科研管理信息平台，为科研主体减轻负担，提供更多的自主权和灵活性。通过引入信息化的管理模式，医院实现了科研管理的现代化，为科研工作提供了更便捷、高效的支持和服务。

2. 建立反馈机制，改进措施，优化管理流程

在科研绩效考核过程中，医院执行严格的公示制度。首先，医院及时将科研业绩公示信息发布在 OA 等公共平台，以便所有人获取相关信息。其次，明确科研业绩必须在单位办公信息平台上登记过，确保公示的科研业绩具有实际可核查性和可比性。此外，医院设立书面反馈渠道，允许科研人员和相关人员在公示期间内书面反馈异议至医教科，为他们提供直接表达意见和提出异议的途径。医院承诺及时处理和调查收到的异议反馈，核实和审查反馈内容，以确保考核结果的准确性和公正性。这些措施共同促进了科研绩效的科学评估和管理，保障了考核流程的公开透明性。

通过公示制度建立的反馈机制，科研人员可以根据评估结果和改进建议，深入分析评估结果，了解自己的优势和劣势，找到提升科研能力和水平的具体方向，针对自身的不足进行改进和提升。这种反馈机制激发了科研人员的积极性和创造力，推动他们在科研工作中不断追求卓越。

同时，通过公示制度建立的反馈机制也使医院能够获得宝贵的管理信息。医院可以通过评估结果识别科研管理的问题和瓶颈，了解科研人员在具体领域的发展需求，以及支持系统的不足之处。这为医院制定改进措施提供了有力的依据，促进了科研绩效管理流程的优化和提升。

建立科学的科研绩效考核系统是一个渐进的、不断自我完善的过程。只有科研管理人员在实施过程中不断发现问题、改进和提高，才能确保医学科研量化管理既遵循医学科研的客观规律，又充分发挥医务人员的主观能动性，既达到提高医院科研人才培养质量、培养医院科研创新精神和加强临床实践能力的最终目的，又能实现科学、客观、公正、公平的管理原则。

时任副院长赵庆国一再强调，"科研绩效考核是一项有效的指挥棒"。绩效考核制度实施初期，大部分参与考核的人员都不合格。医院根据实际情况进行了调整，降低评分门槛并缩减参与人员范围。经过督促和持续改进，到 2022 年，约 90% 的人员达到了考核合格标准。如今，医院推进全院科研绩效考核制度，对科研人员科研项目、科研成果等进行全方位量化评估。赵庆国进一步指出，"作为科学研究所，科研绩效至关重要，尤其

是国家卫生健康委男性生殖与遗传重点实验室，必须要有科研业绩"。

医院副院长黄伟彪指出，通过数据量化后，许多矛盾得到了缓解。医院的职称评定竞争激励，一旦有职位空缺，可能会有七八个人竞争一个岗位。在没有数据量化之前，无论选择谁，都会引起竞争对手的不满，也可能引发其他争议。通过数据量化后，医院可以直接考量临床和科研方面的工作量。职称评聘需要达到一定的标准值并获得相应的分数，得分最高者获聘，这样就不会有人质疑。同时，这也引导大家在薄弱环节努力提升：如果科研做得好，就要加强临床实践；如果临床表现优秀，就要加强科研。这使得大家在各个方面的工作都得到加强。

"在数据量化管理的前瞻布局下，医院发展日新月异，无论是科研人员精神面貌还是做事干劲都有了显著提升，科研工作质量也有了显著提升"，医院中心实验室主任秦卫兵表示。通过将科研工作的质量和效果量化，科研绩效考核制度激发科研人员提升科研能力和学术水平，提升了科研的规范性和可衡量性，为科技创新能力提升夯实基础，从而推动整个医院科研工作的发展。

延展阅读

创新管理模式助力科研水平大幅提升

自 2021 年创新科教管理制度以来，广东省生殖医院在科研管理方面进行了量化和细化的考核，严格监督科研项目的执行过程，并提高了科研奖励和考核的标准。这一举措极大激发了员工在科研工作上的积极性和责任感。医院科研绩效考核合格率大幅度提高，科研管理迈上新台阶，促进了科研创新水平的大幅提升。

2018—2022 年，全院科研立项数 120 余项。2018—2022 年临床

研究结项数为 37 项，均为观察性临床研究。这 5 年，广东省生殖医院获得国家级、省部级、厅局级科研项目多达 70 余项，其中国家自然科学基金 3 项。

2022 年 9 月 8 日，国家自然科学基金委员会公示了 2022 年国家自然科学基金项目立项名单，广东省生殖医院 2 个项目入选，实现面上项目零的突破。此外，广东省生殖医院和暨南大学联合培养的博士后任之尧也获得 2022 年国自然青年基金。

广东省生殖医院 2022 年国家自然科学基金入选项目

项目名称	负责人	项目类别
紧密连接蛋白 TJP2 通过调控染色质三维结构导致胆汁淤积症	唐佳	面上项目
高浓度雌激素通过上调 UBA52/UBR2 促进细胞外基质泛素化降解在控制性超促排卵妊娠后宫颈机能不全中的机制研究	白诗雨	青年科学

基于国家卫生健康委男性生殖与遗传重点实验室搭建高效平台，医院高水平科研成果不断涌现。2019—2022 年医院署名发表 SCI 论文 85 篇，2021 年同比增 163.64%。影响因子超过 10 分的 SCI 文章大幅增加。

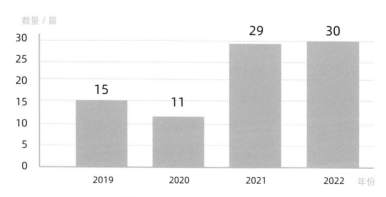

广东省生殖医院近年 SCI 论文发表量

医院牵头 4 部国内专家共识的编写，参与 5 部国内专家共识的编写。

广东省生殖医院牵头、参与编写专家共识情况

序号	发表期刊	专家共识名称	作用
1	中国计划生育和妇产科杂志	人类冷冻精液质量安全专家共识	牵头
2	中国计划生育和妇产科杂志	关于筛选合格供精志愿者的标准更新的中国专家共识	牵头
3	中华生殖与避孕杂志	复发性流产合并血栓前状态诊治中国专家共识	牵头
4	中华生殖与避孕杂志	复发性流产抗血栓药物治疗中国专家共识	牵头
5	中华生殖与避孕杂志	男性生育力保存中国专家共识	参与
6	中华生殖与避孕杂志	畸形精子症诊疗中国专家共识	参与
7	中华生殖与避孕杂志	低分子肝素防治自然流产中国专家共识	参与
8	中国实用妇科与产科杂志	自然流产诊治中国专家共识 2020 版	参与
9	中华男科学杂志	非淋菌性尿道炎病原学诊断专家共识	参与

世界卫生组织（WHO）组织编写的《WHO 人类精液检查与处理实验室手册》（第六版）引用了国家卫生健康委男性生殖与遗传重点实验室发表在 Asian Journal of Andrology 的论文中的实验数据，这是该手册首次引用中国正常生育力男性的精液数据，为人类精液参数标准的制定贡献了中国力量。

世界卫生组织于 1980 年出版了《WHO 人类精液及精子—宫颈粘液相互作用实验室检验手册》（第一版），并分别在 1987 年、1992 年、1999 年、2011 年进行了修订，其中 2011 年出版的《WHO 人类精液检查与处理实验室手册》（第五版）是人类精液实验室检查和处理程序和方法的参考文件，具有极高的权威性，也是从事辅助生殖医学服务与研究人员的必备书籍与专业指南。此次修订的《WHO 人类精液检查与处理实验室手册》（第六版）是 WHO 组织该研究领域的专家花费了约 5 年时间完成的一本有关男科学 / 生殖医学涉及人类精液实验室检查的最新专著，是建立在循证医学的基础上，通过大量临床试验与实验室检查得出的数据，对国内相关医疗服务与研究具有重要的指导意义。

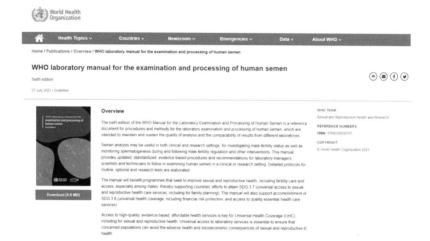

世界卫生组织（WHO）组织编写的《WHO 人类精液检查与处理实验室手册》（第六版）

国家卫生健康委男性生殖与遗传重点实验室研究成果被 WHO 引用，标志着医院在正常生育力男性精液参数流行病学调查研究上走在全国前列，未来有望在该领域研究上提供更多的中国数据，发出更多的中国声音。

国家卫生健康委男性生殖与遗传重点实验室唐运革 / 秦卫兵科研团队联合美国加州大学洛杉矶分校闫威教授团队在非激素类男性避孕药研发方面取得重大突破，相关研究成果"Triptonide is a reversible non-hormonal male contraceptive agent in mice and non-human primates"发表于世界著名期刊 *Nature Communications*（IF:12.121）。此次科研成果在高水平期刊发表，标志着医院在男性避孕药研究领域迈入了世界前列。

5 Distribution of semen examination: new findings, main challenges and way forward

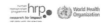

Papers included in 2020 analysis

Origin of study	Number of subjects	Reference to publication containing data	Data obtained
New subjects since WHO 2010			
Italy, Europe	105	Lotti et al. (2020)[4]	Yes
Iran, Asia[a]	168	Aboutorabi et al. (2018)[5]	Yes
Egypt, Africa	240	Zedan et al. (2017)[6]	Yes
China, Asia	1200	Tang et al. (2015)[7]	Yes
Greece, Europe	76	Evgeni et al. (2015)[8]	Yes
Subjects used in WHO 2010			
Australia, Oceania	206	Stewart et al. (2009)[19]	Yes[b]
Norway, Europe	82	Haugen et al. (2006)[20]	Yes[b]
United States of America, Americas	487	Swan et al. (2003)[21]	Yes[b]
France, Finland, Denmark, United Kingdom, Europe	826	Auger et al. (2001)[22], Jørgensen et al. (2001)[23], Slama et al. (2002)[24]	Yes[b]
Denmark, Europe	199	Bonde et al. (1998)[25], Jensen et al. (2001)[26]	Yes[b]

N is where we could verify TTP ≤12, abstinence 2-7 days.

27 July 2021　6th Edition of the WHO Laboratory Manual for the Examination and Processing of Human Semen　82

Table 8.2 Origin of data for the distribution of results (5)

The table shows the total number of subjects in each study and corresponding to inclusion and exclusion criteria for the compilation of data.

Origin of study		
Country	Continent	Number of subjects
Included in WHO 2010		
Australia	Oceania	206
Norway	Europe	82
United States of America	Americas	487
Denmark, Finland, France, United Kingdom	Europe	826
Denmark	Europe	199
New since WHO 2010		
China	Asia	1200
Egypt	Africa	240
Greece	Europe	76

《WHO 人类精液检查与处理实验室手册》（第六版）引用国家卫生健康委男性生殖与遗传重点实验室研究成果

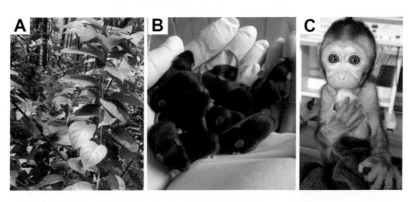

图 A：植物雷公藤；图 B 和 C：停药后生育力恢复的雄鼠及雄性食蟹猴的子代

聚焦男性生殖与遗传学，建一流研究基地

国家卫生健康委男性生殖与遗传重点实验室成立于 2013 年 9 月，依托于广东省生殖科学研究所（广东省生殖医院），是目前广东省内生殖领域中唯一一个国家部委级重点实验室，也是广东省卫生健康委直属单位中唯一一个国家部委级重点实验室；2020 年 5 月获批通过建设验收，2022 年以良好成绩顺利通过"十三五"评估，是医院集中力量建设的集科学研究、技术创新、人才培养、成果孵化于一体的高效平台。

一、聚焦男性生殖与遗传学，建一流研究基地

重点实验室以"聚焦男性生殖与遗传学，建一流研究基地"为定位方向，结合国家中长期科技发展战略的需要，瞄准男性生殖与遗传学的国际前沿，以精准医学模式为指导，以转化研究为纽带，充分发挥临床与基础研究优势，解决我国主要男性生殖与遗传疾病的关键问题，将实验室建设成为国内一流的具有原始创新能力的研究基地。

实验室的研究方向为：男性不育的临床研究、男性不育的遗传学和表观遗传学研究、生育力保存和避孕节育新技术研究。

二、院士领衔、富有创新能力的人才团队

中国科学院李劲松院士担任国家卫生健康委男性生殖与遗传重点实验室学术委员会主任，通过"创新团队培育计划""青年育苗工程""登峰计划"和重点实验室开放课题研究，聚集了一批富有创新精神和创新能力的青年优秀人才。

实验室固定研究人员 50 人，其中 50 岁以上 12 人、41—49 岁 16

人、40 岁以下 22 人。博士 19 人、硕士 27 人；博士后合作导师 8 人，硕士生导师 7 人。正高职称 20 人、副高职称 13 人、中级及以下 17 人。另有流动研究人员 26 人。

三、高水平成果不断涌现

实验室成立以来，医院高水平科研成果不断涌现，累计获得国家、省级奖项 50 多项，包括全国妇幼健康科学技术奖、广东省科技进步奖等。目前已立项各类科研项目 100 多项，近年来，获国家自然科学基金、省自然科学基金、省科技计划项目立项数量逐年增加。在 *Nature Communications*、*Cell Research* 等国内外杂志发表论文 200 多篇。申请发明专利 6 项，获得著作权授权 3 项，授权实用新型专利 2 项。

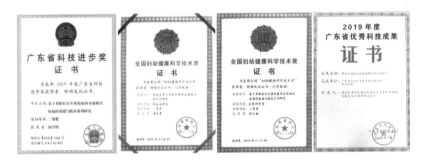

获奖证书

四、加强对外开放合作交流，提升影响力

本着"开放、流动、联合、竞争"的运行机制，近年来实验室与美国加州大学洛杉矶分校、哈佛大学医学院、北京大学、上海交通大学、中国科学技术大学、中山大学、华中科技大学、厦门大学、暨南大学、南方医科大学等十余所高校建立了科研合作关系，促进了实验室的开放合作交流。实验室曾选送 3 名科研骨干部到美国进修学习；通过密切对外交流和开展国际合作，进一步提升重点实验室的国际影响力。

第三节 医院教学管理

医院不仅提供医疗服务，也是医学科研和医学人才培养的主要场所，在医学教育中发挥着重要的作用。通过有效的教学管理，医院能够培养和造就高素质的医学人才，推动医学科研的发展，提升医疗服务的质量。医院要创新医院教学管理模式，提高医院教学管理水平，建立健全适应行业特点的医学人才培养制度，完善医学人才使用激励机制，为建设健康中国提供坚实的人才保障。

一、医教协同，强化医院教学和人才培养职能

2017 年 7 月国务院办公厅印发的《关于深化医教协同进一步推进医学教育改革与发展的意见》提出，建设具有中国特色的标准化、规范化医学人才培养体系的核心，在于加强医、教两个系统的协同配合，全面提高医学人才培养质量。2021 年 9 月 14 日，国家卫生健康委和国家中医药管理局制定的《公立医院高质量发展促进行动（2021—2025 年）》同时指出，要深化医教协同，强化医院教学和人才培养职能，对接医疗技术、临床科研、医院运营等不同领域人才需求，加快公立医院高质量人才队伍建设。

医学教育涉及医疗、教育两个最为关键的民生问题。医学教育是一个终身过程，可以划分为三个阶段：在校医学教育、毕业后医学教育和继续医学教育（也称为继续专业发展）。这三个阶段的教育培训各有侧重，但彼此之间密切衔接，形成了一个连续统一的医学教育体系。

在校医学教育是指在医学院校中接受的基础教育，是医学教育的第一阶段。毕业后医学教育是指进入医院和医疗机构发展以各种能力为目标

的医学教育阶段，一般包括住院医师规范化培训和专科医师规范化培训两个阶段。继续医学教育是医院在职的医疗卫生技术人员继续学习医学新理论、新知识、新技术的一种连续性医学教育模式。继续医学教育可以帮助医生紧跟医学科学发展，了解最新的医疗技术和治疗方法，不断满足患者的需求。医院要将继续医学教育作为提升医院医疗服务质量，培养高素质医务人员的重要途径。

现行的由原卫生部、人事部于2000年12月印发的《继续医学教育规定（试行）》明确指出，"参加继续医学教育是卫生技术人员应享有的权利和应履行的义务"。2020年6月1日起施行的《中华人民共和国基本医疗卫生与健康促进法》，作为我国卫生与健康领域的第一部基础性、综合性法律，对继续教育培训工作提出了明确要求。2020年9月印发的《国务院办公厅关于加快医学教育创新发展的指导意见》及同年10月印发的《国家卫生健康委办公厅关于认真贯彻落实国务院办公厅加快医学教育创新发展指导意见的通知》，均明确要求推进继续医学教育创新发展，保证所有在职在岗医务人员接受继续教育和职业再培训。

因此，医院要践行"医教结合、以教促医、以医助教、医教相长"的理念，通过建立健全教学管理机制，加强教师队伍建设，优化教学环境，加强临床教学，建立合作机制，实现医疗和教育的良性互动，从而培养高质量医学人才，满足人民群众日益增长的健康需求。

二、数据量化管理在医院教学管理中的应用

数据量化在医院教学管理中的应用对于提升教学质量和培养高素质医学人才具有重要作用。通过分析教育需求、制定教学计划、组织实施教学活动以及评估教学效果，数据量化能够帮助医院教学管理部门做出有针对性的决策。通过收集、分析和利用数据，医院能够优化教学管理，提高教学效果，并不断改进教学策略，从而促进医学教育的发展，培养出更多优秀的医学专业人才。

近年来，广东省生殖医院以"看数据说话、用数据管理、依靠数据决策、根据数据变化检验工作成效"的管理模式，通过一系列学习活动，组织实施了各种形式的教学和培训活动，满足员工观念转变、知识更新、技能提高的专业发展需求，强化教学和人才培养职能，完善人才梯队建设。同时，医院不断夯实人才培育平台，积极打造优质教学培训基地，帮助基层医院培养更多的专业人才。

（一）数据化分析，提升继续教育培训质效

为提高职工业务素质，医院合理、有序安排职工进行继续教育培训，通过学习新理论、新知识、新技术、新方法，提高职工整体业务能力和学术水平。按照培训地点来划分，继续教育培训可分为医院外部培训和医院内部培训两种。

1. 优化外出学习、进修管理

医院在员工外出学习、进修过程中，充分运用数据量化管理，发挥"看数据说话、用数据管理、依靠数据决策、根据数据变化检验工作成效"的重要作用，提升了培训效率。

（1）需求分析阶段：医院通过数据收集和分析了解不同岗位任职者个体层次、工作层次和组织层次上的培训需求和提升空间；通过员工调研、绩效评估等方式收集数据，了解分析各科室的培训需求，包括业务需求、参与人员和经费来源等。这些数据为确定培训目标、内容和方式提供准确的依据。

（2）制定计划阶段：基于数据量化的分析结果，医院制定详细的培训计划，包括培训目标、原则、时间、地点、形式、师资、组织者、考核方式和经费预算等方面的信息。科室于年末制定进修及培训计划，填写"外出学习、进修计划表"，提交进修费、差旅费等需求，并报领导审批。基于数据量化的分析结果，医院合理安排和分配培训资源，确保培训的针对

性和有效性。

（3）培训实施阶段：医院根据数据分析结果，有针对性地组织、协调和安排培训前、培训中和培训后的工作，提高培训的效果。此外，通过数字化、信息化的培训管理，医院能够提升培训活动的规范性和管理效率。医院利用 OA 进行审批流程，确保培训活动的合规性。各科室在收到培训通知后，由科主任进行审阅，确定培训内容是否符合专业要求和科室业务发展方向。未经审批的申请将被视为无效，并需要自行承担费用。

（4）培训评估阶段：通过收集和分析数据，医院对培训的成效进行评价和反馈，以衡量培训的有效性。医院规定，外出进修的费用必须在期满并取得鉴定表或相关证书后方可报销。此外，参加学术交流会的人员回院后需进行业务讲座并撰写讲义；外出进修人员回院后需将所学应用于科研与临床，并撰写进修总结交科室和医教科备案；这些过程中的数据量化评估可以为医院提供指导和依据，优化培训方案，增强培训效果。

在出国（境）培训方面，医院利用数据量化管理方式从需求分析、计划制定、实施措施和评估等方面进行管理，确保出国（境）培训的制度化管理。医院通过需求分析和数据分析确定选派方向和人员，科室按要求于每年 12 月前提交下一年度出国（境）培训计划并经医教科审定。通过数据驱动的计划制定规范申请审批、人员推荐和通知派出等流程，确定最终选派人选名单。最后，医院通过数据评估和管理，监控培训成果和效果。派遣人员遵守相关规定，积极参与学术交流、完成培训任务并在培训结束后回国（境）提交培训总结报告，向全院做学术报告并汇报研修成果。数据量化管理方式确保了出国（境）培训的科学性、规范性和精细化，有效提升了培训管理水平。

2. 提高院内业务学习的规范性

医院通过数据量化的方式对院内业务学习进行有效管理和监控，包括学习参与情况、学习内容和进度、学习评估等。医院制定加强院内业务学习管理的规定，明确学习对象为全院各临床、医技科室人员。数据量化管理在医院院内培训管理中的应用提高了学习效率和管理的规范性。

（1）统计学习参与情况：通过签到制和记录制的数据量化管理，准确统计全院性业务学习和科室内业务学习的参与率，及时了解每个学习活动的参与情况，评估培训的覆盖范围和质量。

全院性业务学习：由医教科统筹安排，要求除值班人员以外的临床医技护人员必须参加。通过签到制进行考核管理，确保学员出席，并记录签到情况。

科室内业务学习：由各科室自行确定学习计划、内容和时间安排。原则上每月安排两次专业学习，要求全科医技人员参加。学习记录采用记录制，各科室及时、规范填写学习登记表和汇总表，并每两个月上报医教科进行登记工作。

（2）监控学习记录：学习登记表和汇总表的数据量化管理，有助于监控学员的学习记录。医院可以及时检查学习登记表的填写情况，确保培训活动的执行和记录的准确性。各科室负责做好业务学习的记录、管理工作，合理安排教学内容，主讲人需认真备课，将基础理论和知识、临床技能和经验与专业特色相结合，力求达到最好的教学效果。

（3）评估学习效果：通过数据量化管理，医院可以收集学员的学习笔记和学习成果，对学习效果进行评估。这样的评估可以帮助医院了解培训活动的实际效果，并对学员的学习成果进行认可和奖励。医院规定，完成外院学习、培训后，科室需安排外出学习人员传达、汇报学习内容，并组织科室内的业务学习。

数据量化管理为院内业务管理决策提供了数据依据。医院可以根据学习数据分析培训需求、调整培训计划，并对培训资源进行合理分配，以提升培训管理的效率和质量。此外，培训考核结果与个人职称评聘、继续教育学分等挂钩，以激励医务人员积极参与培训，提高学习的自觉性和主动性。通过数据量化管理，医院能够更好地了解和管理院内业务学习，提高培训管理的规范性和效果，进一步提升医务人员的专业技术水平和综合素质。

在进修学习中经受"大洗礼"

院党委书记、院长李观明一直鼓励和倡导医院中层干部、骨干到优秀单位学习进修，"一定要沉下心来学习，把先进的经验学回来、把先进的理念带回来，转化成实践的动力和成果"。

"以前医院与外面单位交流比较少。很多事情是做了，但和其他大医院相比，差距较远。现在派出去学习后，虽然学的不一定和本职工作相关，但业务和工作主动意识是实实在在提升了"，医教科副科长刘珏表示。

刘珏是医院行政干部派出学习第一人，2022 年 7 月至 10 月，刘珏被派去广东省第二人民医院学习三甲医院评审条件以及医院质量管理，2023 年 1 月再度到广东省妇幼保健院脱产学习。

"三级医院考核指标学习，让我一下子认识到医院发展与三甲医院的差距，"刘珏说，"通过外出学习，感受非常不一样。对比之下，我们仍要花很大工夫补课才行。"

进修学习回来，除了在实际工作中对管理制度、管理方法等方面进行完善，2023 年 4 月，在全院中层干部会议上，刘珏对自己的进修总结进行汇报分享，广东省第二人民医院、广东省妇幼保健院有两点特别值得学习：主动性和执行力。

在主动性方面，刘珏认为两家医院有很多值得学习的经验。例如，持续学习和提升：将学习视为一条持续不断的道路，通过攻读更高学历、参加进修培训等方式不断提升自己的专业水平和素质；多做事，积累经验：通过多做事情，不断积累宝贵的经验，在实践中成长，提高自身能力和知识储备；做好预见性工作：认真履行领导交代的任务，同时积极为领导提供参谋工作，提前预见问题并采取措施解决，确保工作顺利进行；抓住发展机遇：在医院发展的黄金期，保持积极主动的态度，抢抓机遇，主动参与并推动医院的发展进程。

当然，光有主动性是不够的，还需要通过执行力把想法变成行动，把行动变成结果。刘珏认为，医院需要具备强大的执行力，以提升竞争力和实现目标。执行力就是竞争力！刘珏进一步提出提升执行力的"三到"：

"该说的要说到"：医院要求员工做到的，一定要形成制度、指令，按照规范的要求来运作。

"说到的要做到"：凡是医院制定形成的制度、规范、流程，一定要不折不扣地执行下去。

"做到的要见到"：执行的过程和结果一定要留下记录，没有记录就等于没有发生。

寻找自己的原因	内因是根本
不求完美，先试行再完善	执行才有结果
讨论永远没有结果	行动！立即行动！
改善永远没有错	创新允许犯适当的错误
拒绝借口	没有任何理由
员工教练化	培训、培训再培训（PDCA）
减少制度，净化流程	坚决执行
建立具有激励的薪酬体系	激发活力
态度差能力好的人坚决辞退	态度决定一切

解决方法：提高执行力

像刘珏这样到先进单位进修学习，"把好的东西带回来"的，还有护理部主任舒小妹。2023 年 2 月至 5 月，舒小妹被派去广东省第二人民医院学习护理管理。

在广东省第二人民医院学习期间，舒小妹在 1 个部门（护理部）和 8 个科室（生殖医学中心、消毒供应室、麻醉科、儿科、门诊部、妇科、产科、全科医学中心）轮转，学习 3 个板块的内容：护理部管理、临床护理管理、等级医院评审。

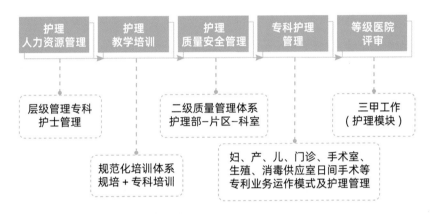

3 个板块：护理部管理、临床护理管理、等级医院评审

进修回来后，舒小妹根据医院实际情况，起草印发一系列护理管理方案和制度，根据医院护理管理需求，成立广东省生殖医院护理管理委员会，进一步完善治理管理，定期上报护理质量管理指标。

在进修总结汇报会上，舒小妹将广东省第二人民医院的先进经验和思想观念转变总结为 7 个关键词：干劲十足、拼搏奋进、协作意识、共赢理念、大局意识、宣传意识、成本概念，并进一步提出了医院护理管理努力的方向。

医院要认清现状，牢牢把握住影响医院高质量发展的 6 大问题：发展定位问题、部门协调问题、人才梯队问题、历史口碑问题、内部服务问题、决策执行问题。在改善护理管理和推动医院发展的过程中，医院可以按照以下步骤采取相应的措施。

认清问题：医院需要全面了解当前存在的问题，确保对与护理管理相关的各个层面的问题有准确的认知。

分析原因：医院应该深入分析每个问题的根本原因，找出导致问题出现的主要因素。这可能涉及内部的制度、人员素质、文化氛围等方面。通过细致的分析，可以更好地理解问题的本质，并为后续的改善提供指导。

制定改善措施：改善措施的有效实施是关键。医院需要制定详细的实施计划，明确责任人和时间节点，并进行有效的沟通和协调。此外，医院还应该建立有效的监测和评估机制，以跟踪改善效果，并及时进行调整和优化。

刘珏和舒小妹的进修总结PPT发送给全体员工，供他们学习并与实际工作进行对照和改进。进修学习为员工带来了思想上的洗礼，并促使他们在行动上做出积极的改变。医院领导班子提出了新的计划，要求所有中层干部合理安排时间，前往全国最优秀的单位进行进修学习。

整体

目标明确：准确（阶段目标＋长期目标相结合）、能落实
方法可行：决策、支持、反馈三环节
流程合理：流程在形式上没有问题，而是在执行中表现出不合理
激励到位：力度到位、描述到位和兑现到位考核有效：不打折扣，真正发挥导向作用

个人

强执行力：马上就办、办就办好
四个意识：危机意识、大局意识、团队意识、合作意识，没有大家哪有小家，水涨则船高
加强学习：学历提升，学习不停步，加强内外部交流，提升专业专科医院影响力
换位思考：假如我是患者；假如我是管理者，假如我是一线工作人员，假如我是某某某……

努力方向

（二）规范化管理，打造优质教学培训基地

为进一步发挥医院专业人员技术优势和医疗设施资源优势，帮助基层医院培养更多的专业合格人才，推广适用新技术，广东省生殖医院一方面积极接收基层医疗单位的医疗人员来院进修学习，做好医院进修人员的管理，确保医疗质量和医疗安全；另一方面，医院积极开展分类别、多层次的特色教育培训项目，推行规范化的管理措施，以提升培训质量和医院的影响力。

1. 数据追踪确保来院进修工作有序运行

为了提升来院进修人员管理的效果，规范化的数据量化管理是至关重要的。根据《广东省生殖医院来院进修人员管理办法》，进修生是指外单位来医院接受专科学习和技术培训的专业技术人员。医教科为进修生的业务管理部门，负责进修申请受理、资格审查、通知发放和进修生在院期间的行政管理等；接收进修科室具体负责进修生的业务指导、技能培训和日常管理。

（1）申请阶段：医院通过"进修申请表"收集申请人员的个人信息、学历、资格证书等数据，并在科室初审阶段，对申请人提供的信息进行验证，记录验证结果，确保进修人员符合基本条件。医院定期对申请人的数据进行分析，如学历分布、执业证书情况等，以便评估进修需求和优化招生计划。

（2）培训阶段：医院通过记录岗前培训、科室培训、继续医学教育数据了解进修人员参加培训的情况，包括参与人数、培训内容和培训效果等；跟踪进修人员的培训进度，记录培训时间、培训科目、指导老师等相关数据，以评估培训的全面性和及时性。同时，记录进修人员参加院内学术讲座的情况，抽查学习情况，并将相关数据用于评估进修人员的学术积累和专业发展。

（3）结业阶段：医院记录进修人员的考核数据，包括理论知识考核、技能操作考核等，用于评估培训质量和进修人员的综合能力，同时，管理

结业证书的发放情况，包括证书数量、签发时间等，用于证明进修人员的培训成果和医院的教育质量。此外，医院定期对进修人员的结业数据进行分析，评估培训效果和改进措施，并向科室、医教科等相关部门提供反馈和建议，以提升培训质量和医院的影响力。

进修人员接受医教科和进修科室的双重管理。进修期间，须严格遵守劳动纪律和各项医疗技术规章制度。医院通过数据监控进修人员的考勤情况，确保出勤率和工作纪律，以此规范来院进修人员的管理，提升培训质量和影响力。同时，医院以绩效奖励的方式提高科室开展培训的积极性，进一步激励科室认真组织和指导培训工作。

2. 分类别、多层次开展特色教育培训项目

医院坚持数据量化管理和信息化运用的理念，积极推动特色教育培训项目的开展，努力打造优质的教学培训基地，并通过精确的数据分析和科学的信息技术应用，提供高效、规范的培训服务。

医院根据本院医师、规培医师、研究生、进修生等人员类别的不同、岗位的不同以及职称的不同来开展培训，通过制定不同的培养方案和教学计划，坚持分阶段、分层次、分类别、全面覆盖原则开展培训。为此，医院相继出台了来所（院）进修管理、研究生培养管理、实习生管理、博士工作站管理、博士后工作站管理等方面的规定，健全教学管理制度，以数据量化管理规范教学管理，对教学培训内容进行记录、分析、评估和改进，提高教学质量。

医院不断丰富继续教育培养项目，开展有针对性的培训活动，以适应行业特点和社会需求，并实现供需平衡。一方面，医院通过数据分析，了解医务人员的需求和学习偏好，有针对性地设计培训项目，提供实用、前沿的知识和技能培训。另一方面，医院积极利用资源和大数据平台，发展专科优势，开展硕博论坛、专家讲坛等一系列培训，并通过申报、承办省级、国家级继续教育项目，承办广东省卫生健康委员会的专项培训班项目，为医务人员提供丰富多样的学习机会和培训平台，如岭南男性生殖医

学学术会议、生殖免疫与不孕不育培训班，协办广东省医学会计生年会、广东省医疗行业协会生殖医学管理分会、精液分析质量管理控制培训班、广东省生殖分会临床学组学术交流会议等。2022 年，广东省生殖医院入选广东省科普教育基地，深入实施全民科学素质行动规划，更好地调动社会力量参与和支持科普教育，推动科普教育和科技创新两翼齐飞。

医院借助信息化手段，突破了传统教育的时空限制，为医务人员提供灵活、便捷的学习方式，让他们可以通过网络平台随时随地参与培训课程，获得优质的教育资源和学习体验。同时，医院利用信息技术进行培训效果的监测和评估，确保培训的质量和效果。

延展阅读

广东省人类精子库：全国生殖男科领域的"黄埔军校"

广东省生殖医院的广东省人类精子库的发展史，是我国人类精子库发展历程的缩影，代表着我国人类精子库的先进水平。

医院从 20 世纪 80 年代开始精子相关研究，90 年代开始建立人类精子库并应用于供精人工授精临床服务。2003 年经原卫生部批准正式设立人类精子库，成为全国规范管理精子库后第三家正式运行，也是广东省唯一的人类精子库，主要开展供精及男性生育力保存业务，管理技术在全国处于领先水平。医院整合男科临床、实验室与人类精子库等优势，搭建了全国最大的精液分析质量控制平台，质控实践不断规范实施，目前吸引了 180 余家生殖中心和人类精子库自愿参加，遍布全国各省、自治区、直辖市。关于精液分析质量控制的成果在男科顶级 SCI 杂志发表，质量控制成果受到国内外同行的认可和称赞。

2006 年获批国家卫生计生委人类精子库技术培训基地（广东），

是全国三家培训基地之一，承担有关人类精子库、男科临床和男科实验室专业技术人员的理论与技术培训，每年召开国家级继续教育培训班，探讨男科临床与实验室质量控制技术新进展。至今培训全国20多家人类精子库及260余家生殖中心的600余名专业技术人员，近5年培训数量约占全国三家人类精子库培训基地的80%，堪称全国生殖男科领域的"黄埔军校"。

目前，广东省人类精子库的管理水平及冷冻精液库存量位居国内精子库前列，作为人类精子库与生殖男科学组组长单位，连续多年主办全国生殖男科领域最大规模的岭南男性生殖医学研讨会以及全国人类精子库主任高峰论坛。牵头发表了《人类冷冻精液质量安全专家共识》《关于筛选合格供精志愿者的标准更新的中国专家共识》，对保障我国供精冷冻精液质量和安全，规范人类精子库供精标本管理和精子库技术操作有重要的指导作用。

广东省人类精子库通过供精、自精保存等特色化服务，为许多高龄夫妇生育提供了解决的办法。成立以来，截至2023年6月，广东省人类精子库标本供给全国54家生殖中心使用，共造福13000余个家庭，出生近14000个孩子。广东省人类精子库在国内率先开展自精

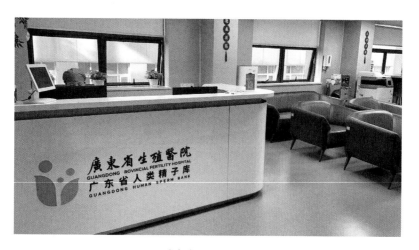

广东省人类精子库

保存业务，已累计为 3000 余名肿瘤患者、特殊疾病患者、高危职业从业者等提供生育力保存，最长保存时间已达 20 年。

广东省生殖医院还将以现代化、智能化为目标建设人类精子库，高度运用人工智能技术，推行遗传性疾病的基因筛查和供、受者基因匹配研究，继续担当人类精子库发展的领头羊角色。医院将打造不断加强软、硬件建设与管理，充分发挥人才培养和学科建设方面的标杆示范和带动作用，不断引领行业规范发展。

本章小结

本章涵盖了医院科研管理、科研绩效和教学管理的重要内容。通过数据量化管理，医院有效推动了科研创新和质量管理。医院科研管理通过数据分析优化项目管理，加强科研成果的记录和归档，激励科研人员积极参与创新研究。科研绩效管理则侧重建立科学的评价体系，设定可量化的指标，加强监督，推动科研水平显著提高。医院教学管理中，数据化分析帮助优化培训质效，规范化管理打造优质教学培训基地，提供针对性的教育培训。医院的高度重视和投入，取得了明显成效，科研立项数量、发表科研论文数量均逐年增长。国家卫生健康委男性生殖与遗传重点实验室 2022 年以良好成绩顺利通过"十三五"评估，2021 年、2023 年分别获批广东省博士工作站、全国博士后科研工作站，建设了实验动物房，搭建高效的科研平台。医院坚持以科研为引领，吸引优秀人才，提高创新能力和核心竞争力，为高水平研究型医院建设提供强有力的支持技术和智力支撑，不断开创医院高质量发展新局面。

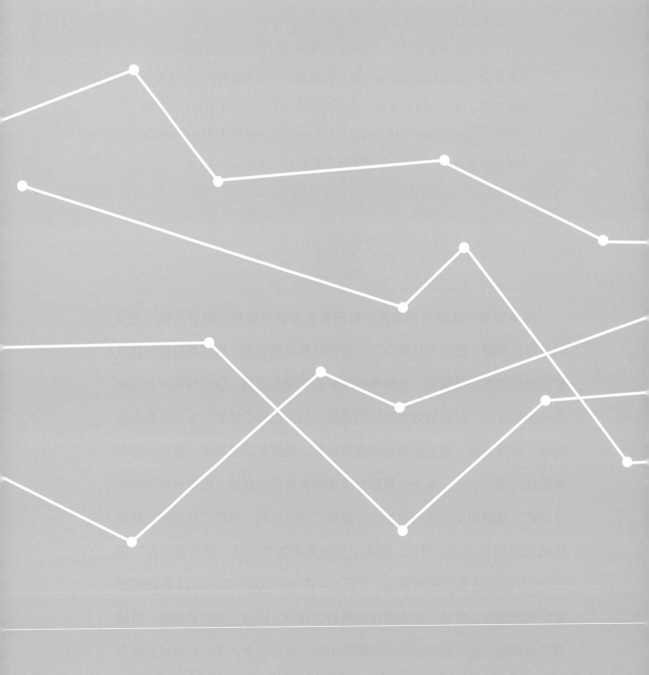

第五章

医院人才量化管理

　　人才作为重要资源，是医院高质量发展的决定性因素之一，目前医院的竞争力就是人力资源的竞争，人力资源管理和绩效评价已经成为现代医院管理的重要部分。如何才能够提升医院的核心竞争力成为当前各医院管理者重点关注的问题。只有强化人力资源管理与医院战略发展目标之间的结合，凝聚医院发展需要的高素质人才，不断提升员工专业素养与职业责任感，才能不断提高医院的诊疗水平、科研水平，增强医院的核心竞争力。

　　在现代医院管理中，发挥人力资源潜能最重要的就是坚持以人为本的管理理念，结合自身的情况和发展目标，完善薪酬分配制度和绩效考核制度，激发职工的工作积极性，营造出良好的文化氛围，进一步提升医院培养人才、留住人才的能力。

第一节 人才引进与培养

与其他行业相比，医疗行业具有一定的特殊性，其诊疗工作将直接影响人们的身体健康甚至生命安全，因此医院工作人员应当满足技术密集型单位发展的需求。广东省生殖医院从外部人才引进以及内部人才培养两个方面统筹考虑，根据医院发展需求积极引进相应的人才，同时完善内部培训管理体系，给予在职医务工作人员提升与进步的机会。

一、人力资源的外引和内培

人才外部引进和内部培养是人力资源管理中的两种重要方式，它们各有优劣，需要根据医院的实际情况和发展目标进行选择和结合，合理地平衡人才外部引进和内部培养的比例和关系，实现人力资源的最优配置和利用。

人才外部引进是指从组织外部招聘和引进具有所需知识、技能和经验的人才，以满足组织的人力需求。这种方式可以快速补充组织的人力资源，引入新的思想和技术，增强组织的创新能力和竞争优势，可以节约医院人才培养所消耗的资源和时间。但是，人才外部引进也存在一些缺点，如成本较高，可能导致组织内部的不稳定和不和谐，以及与组织文化的不适应等。

人才内部培养是指通过对组织内部员工进行培训、教育、指导和激励等方式，提高他们的知识、技能和素质，以适应组织的变化和发展。这种方式可以提高员工的忠诚度和归属感，促进员工的个人成长和职业发展，降低人力资源流失率。但是，人才内部培养也有一些局限性，如时间较长，效果难以预测，可能造成员工的惰性和保守性等。

二、数据量化管理在人才管理中的实践

"看数据说话、用数据管理、依靠数据决策、根据数据变化检验工作成效"的数据量化管理模式，运用在人力资源管理过程中，有利于科学评估人才需求、优化人才管理。通过数据量化管理，进行更具客观性、科学性的考核评估，在绩效分配、职称评聘、评优评先等方面形成公开、公正、公平的考核评价标准，让人人都可预见自己的成绩和排名，形成积极向上、良性竞争的医院管理文化。通过绩效数据、员工满意度等数据反馈，帮助组织评估人才管理策略的效果，优化人才管理决策，提高人力资源管理的水平。

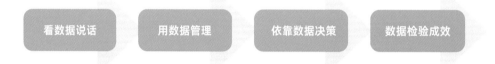

图 5-1　数据量化管理模式

数据量化可以帮助人力资源管理者更科学、客观、有效地实施人才外部引进和内部培养的策略，通过数据挖掘，发现组织内外的人才需求和供给情况，从而制定更合理的人才规划。

高层次人才的引进与内部人才的培养是医院实现可持续发展的重要方式。广东省生殖医院基于数据量化管理模式，在人才引进方面，重点引进了一批高层次的专家和学者，为医院的发展和创新提供了强大的支撑。在内部培养方面，各类人才培养计划给予职工成长空间，为医院培养了生力军。数据量化管理模式在人力资源管理中起到积极效果，有效引导全体干部职工担当作为、干事创业，有力保障医院更加和谐、稳定地发展。

（一）招才引智，"双百万工程" 引进高层次人才

多渠道引进专业特色符合学科定位、个人特质适合学科发展、与岗位需求相匹配的学科带头人。2021 年以来，医院通过公开招聘、人才引进等多种方式招才纳贤，陆续引入了妇科、中医科、财务科、宣传科负责人等一批履历优秀的人才，目前在各自的岗位上发光发热，带动医院的发展。由学科带头人拟定学科发展规划，选拔优秀人才和技术骨干，组建人才团队，储备可持续发展的人才力量。

作为一家生殖专科医院、生殖科学研究所，广东省生殖医院要实现打造高水平研究型生殖医院的目标，面临着学科带头人紧缺、缺少有影响力的医疗和科研专家等问题。

"内部培养和外部引进两手抓，内部培养需要时间，我们就要及时挖掘和引进外部人才，尤其是高层次人才。人才资源是医院发展的第一资源，是衡量一家医院综合实力，提高医院竞争力的关键。" 2021 年，医院更名广东省生殖医院的挂牌仪式上，党委书记、院长李观明宣布了医院发展的 "四大战略"，第一条就是 "人才先行" 战略，其中重中之重就是根据医院发展目标，积极引进具有品牌效应的高层次急需人才。

"人才先行" 战略，是院领导班子基于数据对医院人力资源进行深入分析和调研后提出的。数据显示，医院员工尤其是编制人员平均年龄偏大；部分科室出现人才断档现象，没有培养接班人；在患者需求较大的医疗领域，技术人才缺乏、学历偏低、优势不明显等。"医院要发展，学科要发展，必须优化学科人才结构，形成学历、资历、职称合理的人才梯队，建立一支梯队结构合理、有责任敢担当的人才干部队伍"。医院大力引进高层次领军人才的目标就在于此——组建高端医学人才团队，突破制约学科发展的瓶颈。

根据 "打造高水平研究型生殖医院" 的发展目标，2021 年医院启动了 "双百万工程" 高层次人才引进计划，意在引进符合医院发展需求，具备博士学位或者副高以上资格，具有科学研究和技术创新潜能，取得国内

外公认的科研成果，具有品牌效应的高层次青年杰出人才。

筑巢方能引凤。"双百万工程"提供了具有吸引力的待遇：直接给予医院正式编制，给予 150 万元（税前）以上的安家费，给予 100 万元以上的科研启动经费。

引进前，科学评估考量匹配度。作为一家主打生殖医学的专科医院，开展第三代试管婴儿技术需要较强的科室技术支撑，医院领导班子把引进人才的重点优先放在产前诊断领域，时为江门市妇幼保健院医学遗传中心主任的唐佳进入视野。在打听到唐佳有意离开现供职单位的消息时，医院领导班子迅速组织讨论，从科研方向、业务匹配度等领域对唐佳进行考察：美国哈佛医学院、贝勒医学院访问学者，中山大学医学遗传学博士，在江门市妇幼保健院的 5 年期间，唐佳创建了医学遗传中心，科室人数达 25 人，搭建了 30 多个医院协作关系，每年创收超过 6000 万元，发表 SCI 文章 19 篇（*Genome Medicine*，*JMolDiagn* 等杂志），主持国家自然科学基金项目 2 项，中国博士后科学基金 1 项。在此期间，唐佳还获得江门市创新领军人才、广东省百名博士博士后创新人物、江门市优秀科技工作者等荣誉。结论是，唐佳符合医院对高端人才的需求标准，建议用"双百万工程"引进，担任优生遗传科负责人。利用同样的评估方式，基于持续保持生殖男科的特色优势地位、引领优势的需求，围绕医院特有的人类精子库和男科临床标本优势，2022 年，医院"双百万工程"还引进了张莹博士，专职在男科、广东省人类精子库从事科研工作。

引进中，特事特办提升效率。为了提高人才引进的效率，院长办公会、院党委会还对顶尖人才、特殊人才、紧缺人才的引进实行"一人一策""一事一议"。

引进后，量化考核效果。引进只是第一步，如何发挥好高端人才的作用，医院也有配套的支持和量化评估考核。科研项目有突破、通过院内学术委员会评审后，可提供 100 万科研启动经费。目前唐佳和张莹均通过考核，获批 100 万科研经费，在医院发展需求领域进行科研攻关。

引进高层次人才，用好第一资源提升核心竞争力

"学科发展需要学科带头人，团队建设需要管理领头人，科研进步需要权威学术人，医院发展需要培养后来人。这些人都不是一蹴而就、呼之即来的，需要求贤若渴地引进、选拔人才，也需要精心打磨地培养人才，留住人才，用好人才。"在医院管理中，医院党委书记、院长李观明很注重人才梯队培养和学科长远发展，这一理念在"双百万工程"引进的第一位人才过程中得到体现。

2021年，广东省生殖医院启动了优秀中青年人才"双百万引进"计划，拟引进的第一位人才是唐佳。唐佳2015年博士毕业于中山大学医学院，博士期间曾前往被誉为美国最杰出的医学院之一的贝勒医学院学习一年。2016年，唐佳作为江门市引进的高层次人才，入职江门市妇幼保健院，带领团队创立医学遗传中心。2021年合同到期后，唐佳决定离开江门，前往更高的平台发展。

人才到哪里都是抢手资源。引进唐佳的过程并不顺利，由于国内该类人才紧缺，在国外学习过的高端人才更是凤毛麟角，唐佳接到了省内多家大型三甲医院的橄榄枝。相比之下，广东省生殖医院似乎没有太大吸引力。

在唐佳第一次来医院面试时，医院领导班子详细介绍了"双百万工程"，给唐佳详细介绍了医院发展的愿景目标，描绘了一幅事业蓝图：担任优生遗传科负责人，提供卓越的事业发展平台，支持组建临床科研团队。

为了表达招揽人才的诚意和决心，打消人才的后顾之忧，李观明随后还亲自前往江门，与唐佳吃饭谈心。对唐佳来说，从江门到广州，

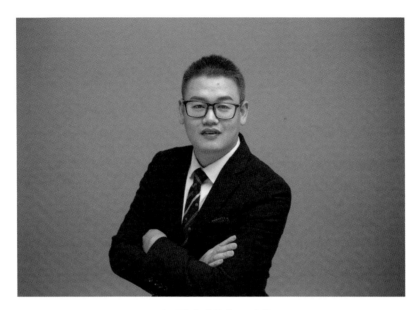

高层次人才引进——唐佳

所要考虑的不只是个人的事业发展问题，还有置业和子女教育未来规划等方面的考虑。李观明从大到广州在哪里买房，小到小孩在哪里上幼儿园等生活问题给予热情的指导。

随后，李观明每个星期定期向唐佳发短信介绍医院进展，还委托副院长黄伟彪每周致电嘘寒问暖。在唐佳即将做出选择前夕，李观明又特意再次到江门做工作，解除他的后顾之忧。

"我感觉李观明院长非常有干劲、有计划，他站在我的角度帮忙考虑问题，做职场规划，让我感到很温暖。"唐佳被医院领导爱才、惜才的态度深深感动，婉拒了其他医院的邀请，决定加入广东省生殖医院的大家庭。

唐佳到岗后，迅速开展工作，其负责的项目"紧密连接蛋白TJP2通过调控染色质三维结构导致胆汁淤积症"获批2022年国家自然科学基金面上项目，成为医院首个国自然面上项目，实现了零的突破。基于唐佳的科研项目和成果，院内学术委员会评审通过，院长办公会、院党委会审议同意，提供 100 万元科研启动经费，并为其招聘科研助理。

"我最有成就感的事，是亲眼看到基因测序技术从科研进入临床，通过精准的诊断帮助一些家庭从恐惧、困惑中走出来。"兼任国家卫生健康委男性生殖与遗传重点实验室副主任的唐佳说，中国出生缺陷发生率约为 5.6%，是出生缺陷高发国家。如果基因筛查能及早介入，产前可以控制有缺陷孩子的出生，产后可以为孩子做到病情的早诊断、早治疗，甚至能做到避免发病。目前，唐佳带领的优生遗传科主要开展优生遗传咨询、孕前优生、产前筛查、细胞遗传、分子遗传诊断、病理诊断、亲子鉴定等临床服务，并以解决临床问题为导向，围绕生殖遗传、出生缺陷干预开展相关研究，降低婴幼儿死亡率和减少残疾，促进家庭幸福和社会和谐发展。为服务有需要的患者，优生遗传科 2021 年新增了产前筛查项目，包括唐筛项目（孕早期和孕中期检测）和无创产前检测（NIPT）即孕妇外周血胎儿游离 DNA 产前检测。随着产科、儿科等学科的完善，优生遗传科也将建设产前诊断中心和植入前遗传诊断 / 筛查，打造全基因组测序、三代测序、GCP 平台，更好地为医院发展提供支持和服务，为前来就诊的患者提供更专业、更精准、更完善的服务。

科研方面，唐佳也有设想，依托广东省人类精子库和国家卫生健康委男性生殖与遗传重点实验室，开展男性不育遗传方向的研究，目标是取得一系列具有开创性的研究成果。

（二）内部挖潜，建立人才培养机制

除了引进人才，也要建立起医院的培养基地。合理的人才梯队，要覆盖各个年龄段，培育院内潜苗的同时吸引新生的医学力量，广东省生殖医院"青年育苗工程"应需而生。

建设高层次人才培养基地工程。广东省生殖医院于 2020 年获批广东省博士后创新实践基地，2021 年获批广东省博士工作站，2023 年获批全国博士后科研工作站。医院高度重视工作站建设工作，在科研资源和项目资金等方面给予足够支持，充分发挥博士工作站、博士后工作站和博士后创新实践基地的科研和人才集聚平台作用，吸引和培养优秀人才。其中，进入广东省博士工作站的博士"给予 40 万元的年薪、10 万元以上的科研启动经费、提供人才周转房、享受医院同等的科研奖励待遇和职称申评、优秀出站博士优先录用为医院正式员工"等优厚待遇。

自建立广东省博士工作站以来，截至 2023 年 5 月，入站人员 5 名，均获得良好成绩。医院与暨南大学联合培养的 2 名博士后接连发表高质量的 SCI 文章，获得国家自然科学基金项目。

为更好地发挥博士后科研工作站的平台作用，鼓励博士后选择高难度或攻关性的研究课题，《广东省生殖医院博士后工作站管理办法》规定，博士后的基本工资根据出站层级分别为 Ⅰ 级 25 万元 / 年、Ⅱ 级 40 万元 / 年、Ⅲ 级 50 万元 / 年。

表 5-1 广东省生殖医院博士后分级管理要求

层级	Ⅰ 级	Ⅱ 级	Ⅲ 级
论文	在 JCR- Ⅱ 区期刊至少发表 1 篇论文	在 JCR-I 区期刊至少发表 1 篇论文	在 JCR-I 区期刊至少发表 2 篇论文
项目	主持 1 项省级项目或中国博士后科学基金	主持 1 项国家自然科学基金项目	主持 1 项国家自然科学基金项目
业务	联合培养博士后的流动站、工作站的相关要求（按照合作协议的规定）		

医院立足发展规划，用好博士后科研工作站平台，吸引更多高层次、创新型优秀人才，不断夯实人才培育平台，有效促进优秀科研成果产出，持续提高创新能力和核心竞争力，为高水平研究型医院建设提供有力的技术和智力支撑。

开展师带徒的传承培养模式。充分发挥医院专家的传帮带作用，让每个专家选定1—2个年轻医生作为专业技术传承人，采取师傅带徒弟的模式，将专家的优良技术和良好医德医风传承下去。医院成立"师带徒"人才培养管理办公室，全面负责带徒导师和带徒对象的选拔、招收、培养和管理工作，每年对"师带徒"活动实施情况进行总结和双向考核，根据培训教学计划完成情况评定为优秀、合格、不合格。根据考核情况对人才培养工作成绩为优秀、合格等级的导师给予表彰奖励，对不合格等级的导师取消导师资格并三年内不得再申请师带徒导师。

进一步挖掘内部人才潜能。2021年，医院印发《广东省生殖医院攻读研究生学历、硕士和博士学位管理规定》，选拔业务骨干或优秀青年人才赴国内外知名医院、高校进修学习，鼓励优秀青年后备人才在职攻读博硕士学位，获得更高层次的专业学历学位，为人才发展搭建良好平台，助推医院高质量发展。

（三）激发积极性，合同制人员参编管理

随着我国公立医院规模不断扩大发展，对人员的需求量也越来越大，医院为了对人员进行更好管理，便采取合同形式大量招聘编外技术人员来解决当前医务人员数量紧缺问题。编外人员在医院内部主要承担的是临床一线工作，是现代医院发展过程中的关键组成部分。

自20世纪90年代开始，医院逐渐聘用合同制人员从事医院内部各项工作，截至2022年，医院合同制人员占比达到60%以上，尤其是护理岗位上的合同制员工，已成为医院发展不可或缺的力量，是医院人力资源的重要组成部分。

为进一步提升合同聘用人员的积极性和归属感，2021年7月，广东省生殖医院印发《合同制人员参照在编人员聘用管理实施办法》，每年选拔符合条件的优秀合同制人员参照在编人员管理，享受在编人员相应待遇。在办法的草拟阶段，当时的分管院领导——医院党委副书记、副院长周雪

梅提出要求，要通过定性和定量指标相结合，遵循坚持任人唯贤、德才兼备原则，坚持群众公认，注重实绩原则，坚持公开、平等、竞争、择优原则，起到调动医务人员积极性的作用。

医院领导班子在审议讨论该办法的时候，认可采用定性和定量指标相结合，综合考虑个人能力、学历职称、工作岗位、工作强度和劳动贡献等，将合同制人员按照临床和医技类、科研类、护理类、行政类分为四类，每类人员分别设置了相应的基本条件和量化指标。

表 5-2　临床、医技类合同制员工申请参编管理基本条件

项目	要求
学历及年限	博士来院工作 3 年及以上、硕士来院工作 7 年及以上
职称	取得中级及以上专业技术资格
业务	工作成绩突出，为科室业务骨干
科研	在院工作期间，发表至少 1 篇与本人业务工作相关的 SCI 论文（如以唯一第一作者或通讯作者发表，算 1 篇；如存在两位并列第一或通讯作者，不论排名先后，算 0.5 篇；如存在三位并列第一或通讯作者，不论排名先后，算 1/3 篇；并列第一或通讯作者更多的，以此类推）

注：在院工作期间，如获国家自然科学基金立项，可不受上述条件限制

表 5-3　科研类合同制员工申请参编管理基本条件

项目	要求
学历及年限	博士来院工作 3 年及以上、硕士来院工作 7 年及以上
职称	取得中级及以上专业技术资格
业务	工作成绩突出，为科室业务骨干
科研	在院工作期间，发表至少 1 篇与本人科研工作相关、II 区 5 分以上或 I 区的 SCI 论文（分区参照 JCR 分区，排名计算方法同临床、医技类）

注：在院工作期间，如获国家自然科学基金立项，可不受上述条件限制

表 5-4　护理类合同制员工申请参编管理基本条件

项目	要求
学历及年限	博士来院工作 3 年及以上、硕士来院工作 7 年及以上，本科来院工作 10 年以上
职称	取得中级及以上专业技术资格
业务	在病房或手术室工作累计满 3 年以上（不含定岗前轮科时间）；连续三年护理理论和操作考核排名前 20%
科研	在院工作期间，以第一作者或通讯作者（不含并列）在国内核心期刊发表至少 2 篇与本人业务工作相关的论文

注：护理类人员参编管理总体比例不超过当年参编管理人员总数的 20%

表 5-5　行政类合同制员工申请参编管理基本条件

项目	要求
学历及年限	博士来院工作 3 年及以上、硕士来院工作 7 年及以上
业务	为科室业务骨干，工作能力优秀、成绩突出
科研	在院工作期间，以第一作者或通讯作者（不含并列）在国内核心期刊发表至少 2 篇与本人业务工作相关的论文

　　《合同制人员参照在编人员聘用管理实施办法》作为涉及广大员工发展和利益的重要制度，经过归口管理部门草拟、全院征集意见、院长办公会讨论、院党委会审议、全院公示、全院职工代表大会投票通过后，方才实施。办法施行后，给予合同制人员更多的激励和希望，营造出干事的氛围。2022 年，一名护士脱颖而出，通过考核，成为医院参编管理的第一人。

　　通过数据量化管理模式，对合同制人员的岗位职责、工作绩效、培训效果等进行了客观的量化和分析，为他们的成长和发展提供了科学的依据和指导。通过科学地制定量化指标，医院通过量化手段对合同制人员的参编渠道进行规范，进一步提升合同聘用人员的积极性和归属感，激发员工干事创业的积极性。

第二节 | 绩效改革与分配

绩效分配是医院发展的风向标和指挥棒，引导着医院的发展方向。随着我国医药卫生体制改革和收入分配制度改革工作的全面开展及纵深推进，医保支付政策的持续调整，完善公立医院分配制度，推进公立医院绩效改革也势在必行。其中，公立医院绩效工资改革是医院改革成败的关键，也是重点和难点，一所医院的内部绩效如何分配，直接影响着医院的经济效益和社会效益，也关系到医务人员的收入和工作积极性。

近年来，广东省生殖医院结合自身战略发展目标以及外部的政策环境和行业竞争，不断推进绩效改革，建立健全科学的绩效考核分配体系，搭建以医务人员的工作量、服务质量和医疗技术含量的价值为基础的绩效管理体系，充分调动员工的积极性、主动性和创造性，树立正确的医院激励导向和医务人员价值导向，促进医院健康良性发展。

一、绩效工资改革：公立医院薪酬制度改革的关键

绩效是一种管理学概念，指在一定资源、条件和环境下完成任务的成绩和成效。绩效是投入与产出的平衡，它可以用于评价组织、团队或个人的工作表现，也可以用于指导改进和提升。医院人员绩效工资管理是一种通过制定目标、评估结果、给予反馈和激励措施来提高医院人员工作效率的管理方法。

（一）奖励性绩效工资："天花板"下的绩效分配

公立医院作为公益事业单位，是政府卫生事业的主体，为城乡居民提供基本的医疗服务保障。公立医院卫生人力资源配置的均衡性与薪酬分配的合理性，直接关系到居民获得卫生资源的公平性与可及性。同时，公立医院的薪酬分配也要体现医疗卫生专业技术人员的知识价值，激发医务人员的积极性，保障卫生健康事业可持续发展。

根据国家政策规定，事业单位执行岗位绩效工资制度，各地人社、财政部门会同公立医院主管部门按照政策规定，结合地区实际积极探索，合理确定公立医院薪酬水平，包括核定绩效工资总量，设置人均调控基准线。公立医院员工的薪酬主要由基本工资和绩效工资组成。其中，人员的基本工资与岗位、职称挂钩，相对固定；奖励性绩效工资医院可进行内部自主分配。

2016 年 8 月全国卫生与健康大会召开，习近平总书记提出"两个允许"，即允许医疗卫生机构突破现行事业单位工资调控水平，允许医疗服务收入扣除成本并按规定提取各项基金后主要用于人员奖励。为了确保公立医院的公益性，避免过度逐利，国家政策文件也明确要求公立医院要建立以公益性为导向的考核评价机制，严禁给医务人员设定创收指标，医务人员个人薪酬不得与医院的药品、耗材、大型医学检查等业务收入挂钩。

公立医院的收入来源主要有三部分：财政拨款、医保支付和居民自费。随着 DRG/DIP 医保支付方式改革的推进，公立医院面临着收入增长放缓、成本控制压力、医保结算风险等多重挑战。公立医院需要调整绩效分配规则，以适应新的外部环境和内部需求。如果把医院每年的绩效总额比作一块蛋糕，如何切蛋糕、分蛋糕，这是一个关系医院内部利益分配和发展方向的重要问题。问题的关键，在于如何确定各类岗位的绩效薪酬结构、等级和浮动范围，建立各部分绩效薪酬的考核和分配制度，在保证医院公益性、社会性的同时，兼顾医院经济效益和员工福利的不断提高。

绩效工资改革牵一发而动全身，涉及每个员工的切身利益。建立兼顾公平与效率，体现多劳多得、优绩优酬的绩效考核体系，在既有的"天花板"下做好绩效分配，建立体现岗位职责和知识价值的薪酬体系，将医护人员薪酬同职责履行、工作量、服务质量、行为规范、技术能力、成本控制、患者满意度等因素挂钩，充分调动员工积极性，在确保公益性的前提下提质增效，是公立医院绩效工资改革的目标。

（二）绩效管理的原则

绩效考核要落地于医院，重在建立高效协同的科学绩效管理体系，一般遵循以下几个原则。

公平原则：要确保同类科室、同等岗位、同等贡献的医务人员获得相同或相近的待遇；要考虑科室的资源配置、收入强弱、人才稀缺等因素，对需要政策保护或倾斜的专业或岗位给予适当的优惠；要合理设计薪酬差距，控制结果分配的波动范围。

激励原则：要坚持多劳多得、优绩优酬，重点向临床一线及关键岗位倾斜，突出导向性，合理拉开差距，鼓励医务人员提高工作量、质量和效益，增加有效收入，降低不必要的成本；要结合医院的目标和医保支付方式，设计符合医院发展方向和激励需求的绩效分配方法。

灵活原则：要根据医院的实际情况和外部环境的变化，及时调整绩效考核与分配方案，适应不同科室、不同岗位、不同人员的特点和需求；要兼顾临床和非临床科室、医生和护士、团队和个人、工作量和工作质量等多方面的因素，设计合理的权重和比例。

监督原则：要按深化医疗体制改革的相关要求进行绩效改革，强调合规性；建立完善的绩效考核与分配制度，明确各级各部门的职责和权限，规范各项流程和程序；要加强对绩效考核与分配过程的监督和评价，确保绩效考核与分配的客观、公正、公开；要建立有效的反馈和沟通机制，及时解决绩效考核与分配中出现的问题和矛盾，进行循环优化，坚持短期激励与中长期激励相结合。

二、数据量化管理在绩效改革与分配中的实践

公立医院深化绩效分配制度改革，目的在于充分发挥薪酬的激励和引导作用，体现医务人员的技术劳务价值，调动全院干部职工的积极性、主动性和创造性，强化成本管控，努力提高医疗服务水平和工作效率。在改革实践中，公立医院绩效分配制度改革离不开一套公开公正公平、可以量化、科学可行的管理方法，以客观、科学的评价方法、标准和结果确保改革的可持续性。

广东省生殖医院把数据量化管理贯穿到绩效分配制度的设计和实践中，根据自身发展特点及特色，以绩效工资改革为契机，以"尊重常识、尊重规律、尊重人性"为根本，以数据量化管理为支撑，遵循"循数管理"理念，将医疗、科研、教学、质量、绩效、服务、安全等内容细化成评价指标，赋予不同权重和分值，为绩效改革提供明确的考核目标、量化指标体系、标准要求和奖惩措施，通过制定公正、公开、公平的考核评价标准，构建人事绩效管理体系，体现分配制度的保障性和公平性。

（一）打破"大锅饭"，医院绩效改革用好指挥棒

在绩效分配制度方面，传统公立医院存在一些普遍问题。例如，传统"大锅饭"思想下，员工干好干坏、干多干少，考核结果相差不大，因而无法有效调动医务人员的工作积极性。再如，一些医院以"底薪＋抽成"的形式兑现薪酬,这种模式在一定程度上让医务人员变得更像"销售人员"，只有多收病人、多给病人开单做检查才能实现多收入。更为关键的是，这种模式严重违背了国家"禁止公立医院将医生收入与医疗收入直接挂钩"的绩效原则。

绩效工资与其他环节改革相配套，与公立医院编制、人事、领导人

员管理以及财政保障等多个管理环节环环相扣，牵一发而动全身。绩效改革涉及利益分配，基于稳定的考虑，稍有不慎就会中途"流产"。从试点情况看，各地公立医院绩效改革仍存在许多亟待破解的难题。如何推动实现"同工同酬、多劳多得、优劳优得"，被不少医院管理者认为是"老虎屁股"。

党委书记、院长李观明深知绩效分配对医院的重要性，但绩效改革必须循序渐进，"不跨大步、不跳高，有布局地像拼图一样逐步完善"。因此，医院采取了渐进式的管理改革。首先，医院倡导员工解放思想、转变思维，然后逐步在临床业务、科研、信息化建设等领域进行改革，稳步推进。一旦形成了一定的基础，医院再开展绩效改革，确保改革的稳健有效性。

2021年，医院成立了以领导班子为核心的绩效工资分配与考核领导小组，由院长担任领导小组组长，领导小组下设日常工作办公室，设在财务科，推进并完善以数据量化管理为核心的绩效考核体系与分配方案。

"管理上有一句话，你考核什么，大家做什么。你不考核了，那谁都不去做。所以，绩效考核这个指挥棒就是引导大家。我们医院现在最急需的就是发展，绩效改革就必须从科室的发展、医院的发展角度去引导大家"，负责绩效分配的党委办公室主任卢珊认为一定要用好绩效的指挥棒。2023年1月，医院带领绩效工资分配与考核日常工作办公室完成了新的绩效方案初稿。新的绩效方案中提出了绩效工资分配与考核的基本原则：

突出导向性，以医教研共同发展、提高运行效率、提升服务质量为导向，调整医院收入结构，提升临床诊疗水平，促进学科建设发展。

强调合规性，按深化医疗体制改革的相关要求，符合《关于加强公立医疗卫生机构绩效评价的指导意见》《关于深化公立医院薪酬制度改革的指导意见》《关于推动公立医院高质量发展的意见》等文件精神。

体现公平性，在方案设计上，对临床、护理、医技分类考核，工作量统一使用RBRVS点值作为评价依据，同一类专业使用统一评价办法。对以保障为主、能力储备为主、执行指令性任务等情况，给予绩效倾斜。

绩效总额调控：按照上级部门要求，合理控制医院人员经费支出总水平和绩效工资发放总额。在实现"收支平衡、略有结余"前提下，做到职工收入增长与医院经济效益提高相适应。全年可发放绩效总额不超过年度预算控制。建立和完善与医院整体效率和效益相适应的绩效总额动态调控机制，设置绩效总额调控系数，并自觉接受政府主管部门的指导和监督。年终绩效按照全年可发放绩效总额的一定比例核定，当核算的绩效总额超出总控比例发放额时，医院通过绩效总额调整系数进行整体调控发放。

推进稳妥性：根据医院发展水平和整体效益，绩效方案设计充分考虑不同系列的侧重点，体现岗位职责和专业价值。每月可发放绩效总额的25%作为岗位基础绩效分配到个人，75%按照工作绩效考核结果分配到各核算单元。

可以看出，广东省生殖医院的绩效分配改革主体思路有两点：一是严格执行工资总额制度，按照"两个允许"的指示，在现有水平基础上合理确定医院薪酬水平和绩效工资总量；二是分配着力体现医务人员技术价值和知识价值，重点向临床一线及关键岗位倾斜，适当拉开分配档次。

（二）兼顾效率、公平与质量，医院绩效改革需要系统性

广东省生殖医院根据岗位、工作量、技术难度的不同，制定了灵活、差异化的绩效分配方案，重点强调质量、业务量、绩效成本管控，注重向优秀人才、关键岗位和核心团队倾斜，合理拉开差距，在遵循"分配不与收入直接挂钩"原则下，充分体现了"多劳多得、能者多得、优者优得"，彰显出强大的驱动力作用。

1. 明晰岗位差异，数据量化考核兼顾公平

医院的绩效改革方案充分考虑了不同岗位的差异性，包括医、护、技、药、管、科研等职位，因此各类岗位采用不同的考核方式。对于同一类专业则使用统一的评价办法，并基于量化的标准进行考核。在月度和年度的考核周期内，不同职能和科室都有一套明晰、核算清楚清晰的绩效核算规

则。根据医院的架构和管理需求设置，设立了临床核算单元，按照工作质量、工作效果绩效核算方案分配到各核算单元。

在进行临床、护理、医技等核算单元的工作量绩效核算时，医院引入了以资源消耗为基础、以相对价值为尺度的相对比值率和病种作为量化工具。不同于收支结余法仅仅以收入、成本作为科室绩效分配的基础，新的绩效分配模式，根据不同医疗项目、病种和操作的难易程度以及资源投入点数，赋予不同的点数，医务人员的工作量绩效则是有效医疗项目工作量与点数的累积（工作量绩效 =Σ 有效医疗项目工作量 × 点数或者 Σ 病种或项目工作量 ×CMI 值 × 点值）。这样的改革模式能更加公正地考核不同科室和个人的绩效，使绩效评价更加科学和客观。

2. 加强行政后勤和管理责任绩效考核

在医院中，常常可以听到临床和行政后勤人员之间相互抱怨："行政后勤都是靠我们临床养着""说行政后勤闲，让临床人员轮岗过来又没人愿意来，行政后勤人少事杂，很难体现价值感"。之所以出现这种情况，不仅在于对彼此工作缺乏足够的了解，还与人力资源管理以及绩效考核方式密切相关。

行政后勤科室和中层管理人员的工作职责和内容与临床科室不同，难以按照临床科室的数据提取和量化标准进行考核。因此，在广东省生殖医院的绩效方案中，医院以季度为周期，对行政后勤科室绩效、管理责任绩效进行考核。行政后勤科室的考核结果与全科室职工绩效挂钩，按照考核等级发放绩效工资。管理责任绩效奖由院领导对中层管理人员进行考核，考核周期为季度。

行政后勤和管理责任绩效考核覆盖工作质量、满意度、管理成效等多个维度，通过相对客观的数据评分进行排序，并与绩效挂钩，避免出现"躺平"思想和"大锅饭"现象，同时激励行政后勤人员和中层管理人员积极干事创业，提高服务效率，从而更好地激发行政后勤和管理人员的工作积极性，促进医院的整体运行效率和服务质量的提升。

3. 设置可控成本，倡导节约，提质增效

成本控制一直是医院绩效管理的重点之一。绩效成本包括直接成本、人事成本、平台科室分摊成本等。在广东省生殖医院的绩效方案中，不同于全成本核算模式，在以工作量为基础的绩效分配模式中，并不是将所有成本都与医护奖励性绩效挂钩，而是将可控成本与奖励性绩效挂钩。

可控成本是指专科可以控制的成本，如人员成本（与科室医、护、技人数有关）、不计价药品和材料（即不向病人收费的药品和材料）、科室能够决策购置的各类低值易耗品和消耗品、洗涤费用、餐费以及医疗供应费等。其他不可控成本包括设备折旧、房屋折旧、水电费以及维修费用等。平台科室分摊成本指的是手术室等平台科室产生的可控成本、其他成本。

在以工作量为基础的分配模式中，一般在医护人员奖励性绩效工资中扣除所有可控成本或者增减可控成本超标／节省部分，而对不可控的成本，一般不予扣除或进行少量控制。这一方面使得科室不用担负其无法控制的一些成本因素，另一方面，使科室对自己可以控制的成本更加节约，从而引导科室降低成本消耗，科学配置人、财、物、技术等核心资源，提升运营效率。

4. 加强质量管理，改善就医感受

医疗质量管理是医疗管理的核心，医疗质量安全直接关系到人民群众的获得感，是人民健康的重要保障和医院事业发展的基石。为持续改进医疗质量，保障医疗安全，广东省生殖医院在绩效考核中突出"以质为先"的绩效管理机制，制定了医院质量考核方案，健全医疗质量、安全、服务和综合绩效评价体系。

依据医疗质量考核管理要求，医院采用关键质量指标制定医生质量考核方案，设置了包含医疗质量、运营效率、持续发展、满意度评价等方面的质量考核指标，为医疗质量、安全、服务管理制度的落实提供了可量化、可比较、可操作、可反馈的数据参考。

医院根据医疗质量考核管理要求，每季度进行一次考核。该季度考核的结果和评分应用于下一季度三个月内。医院根据质量考核的评分，为各科室发放绩效奖励。

医疗质量考核主要强化关键环节和行为管理，包括日常诊疗行为、合理用药水平、检查检验质量、病历质量管理、高急难危重救治效果、患者安全管理、优质服务、患者随访等，以加强对医务人员的管理，规范医疗技术，提升诊疗质量。医疗质量考核给医护人员以质量的规范和指引，有利于提升全诊疗流程的质量安全，改善就医感受，提升患者体验，促进医院高质量发展，保障人民群众享有公立医院高质量发展成果。以医院药耗占比为例，由 2020 年的 28% 下降到 2023 年上半年的 23%。

5. 科室内部二次分配，充分调动积极性

广东省生殖医院实行院科二级分配制度。一级分配由医院进行绩效考核后分配至科室，二级分配由科室自主分配，具体而言，员工有 75% 的绩效由科室进行自主分配，科室分配方案主要体现工作压力、临床质量、劳动纪律、科研教学和病人满意度。

各科室结合科室业务特点，自行制定本科室二次分配方案，科室内部分配坚持"公开、公正、民主管理"原则，成立绩效工资二次分配民主小组，由科主任或党支部书记担任组长，并充分吸收科内医生、技师、护士代表，制定科室工作量绩效二次分配方案。

为了确保二次分配确实充分体现"多劳多得、优劳优得"，临床、医技等业务科室二次分配方案涉及的工作压力、岗位价值、质量考核指标经医教科审定。各科室绩效分配小组制定详细的质量考核标准，针对个人工作量完成情况，进行质量考核并打分，将考核分数与工作量相结合，纳入二次分配。

科室绩效二次分配严格执行以下量化原则：工作量和质量占绩效工资比重原则上应不低于 70%；个人工作量核算不成熟的科室，原则上应不少于 50%。科室最高绩效与平均绩效差距不超过 2.5 倍。科主任和护士长

为科室绩效分配负主要责任，在绩效分配上占优先地位。原则上，科主任的分配额度最高不超过科室医生组人均绩效的 2.5 倍，护士长的分配额度最高不超过科室护理组人均绩效的 1.5 倍。

管理岗绩效分配与科室二次分配制度相结合，从顶层设计好二次分配，明确科室负责人的双重角色定位，通过数据量化实现工作量效能积分直接核算到个人，既保证了科室负责人的权威性和责任感，又激发了科室成员的主动性和创造性。

延展阅读

男科：每天来上班都充满干劲

医院男科集临床、男科实验室及人类精子库于一体，在科室的二次分配中，科室按照业务进行分组，从工作量、质量、科研成果、科普效果、优质服务等维度进行考核。

在考核中，男科同样设置了临床、男科实验室、精子库接待部门及精子库实验室四个小组。实验室为被动服务型，主要是做好服务；临床板块考核鼓励拓展新业务、新技术，提供优质服务；精子库板块，供精业务基本为收支平衡状态，主要考核自精保存业务，一是做好现有自精保存业务的后续续费服务，二是积极拓展新业务，为肿瘤患者、特殊职业从业者等重点人群提供生育力保存。

四个组长的绩效与工作量、考核数据直接挂钩。2022 年 12 月，时任男科主任张欣宗介绍，在制定科室二次分配方案时，为了给予科室成员更多激励，医院给科室的超额任务完成奖，科主任不参与分配，都奖励给各团队，建立起合理的激励机制；同时，坚持权责相当、奖惩并用，如果小组长在履职上存在明显不足，将有一定的惩罚措施，建立起能上能下的用人机制。

男科的二次分配中，运用了数据量化管理。以自精保存业务为例，在二次分配中发放增量奖。团队工作人员不断提升服务质量，主动给即将到期的服务对象打电话，回答其疑惑和咨询，对出现焦虑、抑郁、绝望情绪的患者加强心理关怀。优化服务流程，2021年，为了减少自精保存者往返奔波，科室通过提升信息化手段，实现网上远程完成续约缴费。为了更好地开展工作，团队利用数据工具实现PDCA循环。专门开发了小程序，每个成员拨出多少个电话、续费率多少均直观反映，这不仅可以作为工作量统计的凭证，也方便了团队定期复盘，总结经验，不断提升服务质量。

团队的动力被激发起来，小组长牵头，大家积极参加放射和肿瘤专业相关的学术会议，并与省内各地区生殖中心加强沟通交流，建立互惠互利的合作机制；积极主动和各大医院肿瘤科建立联系，让更多医生和患者知晓广东省生殖医院可以开展自精保存业务，垂直化、精

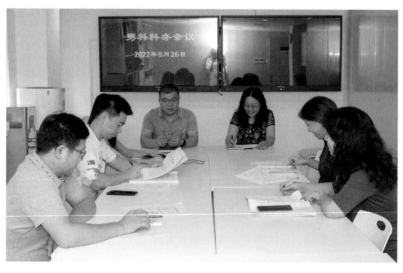

男科科务会议

准化帮助肿瘤患者留住生育的希望，践行公益机构的社会责任，同时也拉动了科室业务增长。

同时，团队积极撰写科普稿件，扩大自精保存业务的公众知晓度，让其更广泛地抵达有需求的患者；并做好流程优化，以便利服务对象为中心，自精保存业务的流程经过5次修改、简化，将就医时间由原来的四五个小时压缩至一个半小时。

"我们是为了科室干活，也是为了自己干活。每个人都动员起来了，有一天接了8个自精保存者，团队成员忙得没有时间吃饭。"精子库团队的组长王奇玲表示，团队的工作积极性、主动性、创造性都有了明显提升。

用好绩效指挥棒，自精保存业务增长明显，续费率从以前的不到20%，提升至目前的约50%，且还在继续上升。自精保存业务快速增长，越来越多患者慕名前来。截至2023年6月，广东省人类精子库已累计为3000多名男性提供了男性生育力保存服务，最长的已保存20年，其中有1500多例肿瘤患者，业务量居全国前列。

延展阅读

优生遗传科："多劳多得，优劳优得"

2022年3月起，优生遗传科进行了全新的科室二次分配制度。优生遗传科负责人唐佳认为，科室绩效改革目的是调动员工工作积极性，而不是为了扣减员工的绩效工资，科室每月的绩效都会全部发到员工手上，工作量化后，结合工作数量、质量、强度、岗位价值等体现绩效的差距，实现"多劳多得，优劳优得"，充分激发员工工作积极性。

要改变原来绩效分配"大锅饭"，进行按劳分配，道理大家都理解，但内心都会很难接受。最担忧的是量化指标不合理，会出现工作多做了，绩效工资反而少拿了的情况。

2022 年 3 月，科室全体员工对新的二次分配制度达成基本共识，先对绩效的 30% 试行新方案。试行期间，在实际工作场景中不断细化、完善量化指标，使方案更科学合理、操作性更强。2022 年 10 月，绩效分配比例提升到 80%，使新的分配制度"软着陆"。

优生遗传科各个工作岗位的性质差距甚大，主要包括临床医生、检验人员岗位。临床医生有门诊医生、病理医生；检验岗位有手工检测岗、仪器检验岗。

例如：除去前期长达一周的细胞制备过程，发一份染色体核型分析结果报告，即使是经验丰富的检验员，也要超过 1 小时才能完成。而一些简单仪器检验项目，只需数小时即可完成检测，根据仪器显示的结果发放报告。如果算上前期的处理，手工检测项目的劳动强度远远大于仪器项目，但最终结果都是完成"1 个检测"。

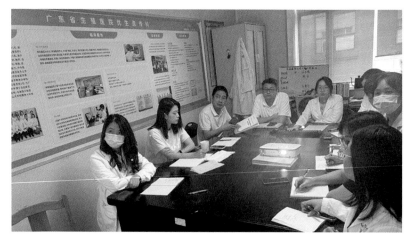

优生遗传科科务会议

科室的检验项目性质不同，不能简单地用检测量进行绩效分配，唐佳引用"工作天数"作为绩效考核指标之一。根据不同的工作岗位、不同的检测项目制定细则，量化得到"工作天数"，最后结合标本检测量等多项指标进行绩效分配。

除了关注工作量，绩效对科研工作也有反映。

唐佳解释，因为科研课题、论文的撰写等科研工作，一般需要花一定时间和精力，为了鼓励有空余时间、有精力、有想法的员工投入科研工作，优生遗传科单列了科研量化指标，体现在每月绩效中，激发员工参与科研的积极性，形成良好科研氛围，促进学科发展进步。

2022年优生遗传科实验室检测总量比2021年增长22.91%，其中亲子鉴定案件量比2021年增长109.84%。科室各个项目报告时间进一步缩短，染色体发报告时间进一步缩短至2周，分子检测项目、病理、TCT以及亲子鉴定报告均在一周内发出。陆续开展包括生殖道感染四项RNA检测、地贫筛查、耳聋基因检测、SMA基因检测等多个新项目。

（三）绩效改革中的难点和应对策略

1. 数据是支撑，信息化建设是基础

没有数据，就难以科学化考核。没有考核，就没有精细化管理。高质量的数据量化和科学规范的规则直接决定了绩效考核结果的有效性和公平度。绩效工资分配与考核日常工作需要精确统计和评估每个医务人员的工作量和劳动价值，因此，数据是绩效工资分配与考核的依据，也是精细化管理的基础。如何有效实施，确保公正、公开、公平，用好数据量化是关键，而这必然也离不开信息化系统的支持。

近年来，广东省生殖医院持续建立健全绩效考核的信息化系统和监

督机制，确保绩效数据的准确性和及时性，提高绩效考核的透明度和公信力。例如，医院基于医院信息系统（HIS）建立医师绩效考核系统，从 HIS 系统抓取工作效率指标、收治住院病人数、完成门诊量、完成本专业技术操作量、完成外科手术例数等量化考核数据，通过绩效考核模型进行运算后实施绩效分配，实现了从粗放到精细化的工作量统计和评估。此外，医院建设 HRP 系统包括物资管理系统，实现二级库管理，通过和 HIS 对接，实现自动扣库存，提高成本核算、耗材管理能力和水平。

2. 专业是基础，科学体系保障可持续发展

绩效改革涉及每个员工的切身利益，牵一发而动全身，需要强有力的组织支持和科学体系保障。同时，为了确保绩效方案能够被广泛接受，必须确保其科学、客观、公平和公正。

医院绩效工资分配与考核日常工作办公室由财务、人力资源管理专业人士等专业人才担任骨干，同时还有来自财务科、党委办公室（人事）、医教科、办公室、信息科等各部门的成员，以及引入外部智力和专业公司的参与。医院结合实际情况和发展规划，采用量化考核方法，为医院量身定制适合的绩效方案，以确保方案的客观性、公正性和公平性，并保证其可行性和可持续性。

3. 全程民主是根本，动态反馈确保有效实施

绩效的复杂性决定了绩效考核没有"一锤定音"的诀窍，而应该随着内外部需求的变化进行动态调整。为提高绩效考核的透明度和公信力，在绩效工资分配与考核领导小组带领下，医院一方面通过建立完善的数据采集和存储系统，确保数据的准确性和时效性，并在数据分析的基础上，完善绩效方案；另一方面，医院也通过调研、讨论、公开征集意见等方式，广泛征求员工的意见，使员工能够对考核标准、流程和结果发表意见、提供反馈并参与决策。

第三节 职称聘任

医院专业技术人员的职称管理是医院人力资源管理的重要内容。医院作为知识密集型单位，医务人员的专业水平直接影响着医疗水平和服务质量的高低。如何科学量化考核、合理地聘任高级人才始终是医院管理的基础。它不仅关系到医务人员的职业生涯发展，也影响到医院的经济和社会效益。

广东省生殖医院根据上级主管部门职称评聘相关政策要求，从专业技术资格评审和职务聘任两个方面完善医院职称评聘制度，满足医院对人才的评价需求和医疗人才更高层级的职业追求，充分发挥职称评聘的激励和导向作用，促进医院人才队伍建设的稳定性和积极性。

一、职称评审与聘用

公立医院的主体岗位是专业技术岗位。职称评聘在专业水平认可、专业发展、医疗服务质量提升、学术研究推动和人才留存等方面具有特殊的意义。加强专业技术人员职称评审、科学开展职称晋升和聘用工作是公立医院留住人才、调动人才积极性的重要举措。

广东省公立医院专业技术职务聘任实行评聘分开制度，即专业技术资格的评审与专业技术职务的聘任分开进行。

职称评审是行政主管部门根据相关的法律、规定和政策，通过一系列的标准和程序，对医务人员的专业能力、学术水平、临床实践、教学指导等方面进行评估和审核，最终确定其是否符合晋升或评定高级职称的条件。此前，各公立医院多采用科研论文和成果作为职称评定的先置条件，致使公立医院的职称评价体系长期存在一些问题，例如，评价范围局限、过度强调科研能力、未能综合考量医务人员的专业技术水平和工作能力等等。落实国家《关于深化卫生专业技术人员职称制度改革的指导意见》要求，结合广东实际，2022年4月，广东省人力资源和社会保障厅、广东省卫生健康委、广东省中医药局联合印发《广东省卫生健康专业技术人才职称评价改革实施方案》，对深化基层卫生人才职称改革、完善中医药人才职称评价体系、创新公共卫生人才评价方式以及建立人才服务基层长效机制作出重点部署。方案推进卫生健康专业技术人才职称评价改革，将"大卫生、大健康"理念融入改革，分类分层开展职称评价，突出对临床实践能力的评价。做到"干什么、评什么"，突出医生看病救人的本职工作评价，破除唯论文、唯学历、唯奖项、唯"帽子"倾向，不再把论文、课题等作为申报的必要条件，突出实践性、技术性和创新性，以实践能力业绩为导向科学设置评价标准，将临床工作量、诊疗人次等指标作为申报职称的门槛条件，强调卫生健康领域专业技术知识基础和工作实践积累，为人才松绑减负。

通过职称评审并不等同于聘任至特定专业技术职务，这两者的侧重点有所不同。前者表示医务人员的学术、业务能力已达到相应职称级别的要求水平，而后者则通常意味着其综合能力符合医院岗位的要求和发展需求。

二、数据量化管理在职称评聘中的实践

广东省生殖医院致力于提高职称评聘工作的公正性、准确性，以更好地激发人才的积极性，推动医院高质量发展。数据量化管理模式的实践体现了医院在职称评聘方面的积极探索和创新，为改进和完善医院职称评聘工作提供了指引。

2022年6月，时任副院长周雪梅牵头党委办公室和医教科成立了专业技术职务聘用工作小组，对医院现行的职称聘任存在的问题以及改进方

向进行了深入调研和分析，在国家和省卫生健康委员会的专业技术人才职称评价体系框架下，通过实地调研、电话交流等方式向多家医院学习管理经验，探索草拟新的人才聘任管理办法。在充分的调研和讨论的基础上，工作小组形成了初稿，并先后组织了四次讨论会和两次座谈会，分类召集人员进行充分的意见征集，修订和完善制度文稿。

2022 年 11 月，医院颁布了《广东省生殖医院专业技术职务聘任管理办法（试行）》。该办法采用定性与定量相结合的考评方式，坚持全面、公正、科学地评价专业技术人员的专业技术和科研水平，按照品德优良、绩效评分、优中选聘、动态管理等原则，发挥聘任工作的激励和导向作用，提高专业技术人员整体素质。其中，量化考评针对不同专业领域设定了不同的可量化评分标准，以发挥聘任工作的激励和引导作用，为人才队伍的合理构建提供支持。

"相当于实时给每位员工勾勒了一幅 360° 的画像，"党委书记、院长李观明如此形容，"每一位员工都能清晰看到自己的工作成果以及所处的位置，标准公开透明，从而形成公平公正的竞争机制。"

（一）避免"一刀切"，科学制定聘任标准

职称评审是助推人才成长的"指挥棒"。广东省生殖医院在职称聘任管理上大胆进行创新，定性与定量考评相结合，按照"循数管理"理念，将专业技术人员专业技术和科研水平的核心指标，如医疗业务、医疗质量、科研成果、服务态度、培训、质控等进行数据量化，根据重要程度赋予相应的权重和分值，用分数来检验工作成效和业绩，构建了一套公正公平透明、可量化的科学评估评价监测体系，极大地激发了员工积极性。

1. 定性考评，划出申请聘任的门槛

在开展量化考评之前，广东省生殖医院先给专业技术职务聘任设置了定性考评条件。定性考评条件合格者，方可按定量考评条件申请聘任。

定性考评主要考察员工的思想品德、工作作风和职业道德、履职能力。管理办法明确了首次申请聘任延迟年限或暂不能申请聘任的情况。比如，年度考核基本合格以下、受医院通报批评者，延迟 1 年申报聘任；未达到年度科研绩效考核要求者，当年不能申请；任现职期间，每出现 2 份丙级终未病历，延迟 1 年聘任；延期后再次发生的当年不能聘任。受到行政或党纪处分、导致医疗事故、违反医院有关医德医风建设规定、材料弄虚作假等的人员，按照严重程度，给予 1—5 年不等的延迟申报，延期后再次发生的叠加累计。违反国家有关法律、法规者，按规定处理。

在符合定性考评要求的基础上，医院对各系列各层级医务人员的职称评聘分别设定基本条件，只有基本条件合格者，方可按考评条件申请聘任。基本条件包括学历、年限、继续教育、进修培训、基层服务经历等，明确业务工作考核、科研业绩考核的门槛，规定了各系列高级职称首聘要求、续聘要求。满足基本条件的，可根据量化考核的要求进行打分排名。

2. 分系列多指标评价，突出业务能力

医院结合卫生健康行业实际，对满足基本条件的医务人员分类、分层开展职称聘任评审，充分体现不同类型、不同岗位、不同层次人才特点。医院将专业技术职务分为临床（含医技药）、研究、护理、辅助四个系列，分别设置了相应的基本条件和量化指标。

以往的公立医院为解决"僧多粥少"局面，在制定内部竞争机制时，偏向于将科研、论文、获奖等设为关键指标，从而导致职称评审"四唯"倾向。而临床技能、业务水平等方面往往由于难以量化，难以在晋升指标中体现。这不仅忽视了医生本职工作的实践能力，也给医务人员造成了一定的压力。为此，广东省生殖医院为各系列的职称聘任评审分别设置了评分权重，真正做到"干什么，评什么"。

此外，各系列医务人员设置了不同维度的考核项目。按照不同岗位执行上的重点、难点，不同维度进一步细化分解成各类指标。"业务工作"考核维度的指标设置根据专业技术职务系列的不同呈现差异化。"科研"

表 5-6　各系列医务人员量化评分权重

专业技术职务	不同维度考核标准量化评分权重 /%	
	业务工作	科研
临床（含医技药）	70	30
研究	30	70
护理	70	30
辅助	70	30

的考核统一划分为科研课题、成果奖励和发明专利、学术著作和科研论文三个一级指标，每个一级指标细分为多个二级指标。

通过分系列"量化评分权重"、多元指标的设置，医院不再简单把论文、课题等作为职称评审的核心，而是通过临床工作量、诊疗人次等实际指标考核业务工作量，更加客观地评估医务人员的临床能力和贡献，突出医生看病救人的本职工作评价，避免将过多的时间和精力放在纸上谈兵上，真正做到关注医务人员在实际工作中的成就。

在科研业绩考核方面，医院全面推行代表性成果评价，论文、技术专利、科研成果转化等均可作为业绩成果代表作参加评审。这在提供多样化评价方式的同时，更全面地反映了医务人员在实践中的综合能力和专业水平，让医务人员的工作成果得到更加准确的评价。

3. 量化评分，合理制定业绩考核方法

合理制定业绩考核方法，要根据不同岗位的职责和要求，设定相应的衡量指标，确保评估过程具有可操作性和可衡量性。这意味着医务人员的工作贡献将不再只是笼统评价，而是要通过具体的数据和指标来予以衡量。

在分系列设置考核维度、设定多元指标后，医院根据考核要求赋予每个维度权重，再根据总分赋予每个指标分值，进一步细化了职称聘任评审的打分标准，将医务人员的工作成果量化为具体的分值，使每个医务人员的劳动价值都能得到公平合理的体现。

各项一级指标打分的标准和办法各有差异，归纳起来，主要有三种：直接给出分值计算总分、计数打分算总分和梯度排名打分。

以临床类（含医技药）的考核评审为例，共有"业务工作""医疗质量与安全""服务态度""培训考核""承担带教、质控工作"五个一级指标，各级指标下面细化出透明的二级指标进行量化评分。对临床类（含医技药）人员来说，工作量（中级晋升副高、副高晋升正高期间完成的工作量，均从受聘于现职称的时间开始计算；续聘时为上一聘期内完成的工作量）指标尤为关键。因此，"业务工作"（30分）细化为3个二级指标，其中"基本工作量完成情况"占20分，另外"工作效率"和"岗位工作质量"各占5分。

4. 优中选聘，数据量化实现动态激励

广东省生殖医院采用"量化评分表"的方法，为临床、研究、护理、辅助等职系设计了全面、科学、客观的量化评价标准，其中包括业务工作和科研两个实际表现方面。医院在确保达到基本条件的前提下，实行量化评分，根据综合排名进行"优中选聘"。

首先，医院设置了高级首聘通过率，让优秀的人员可以脱颖而出。量化评分的总分排名在60%以前者方可聘任，具体比例由医院根据当年实际研究调控。

其次，通过量化考核进行动态激励，杜绝一劳永逸"躺平"的想法。比如，工作量化考核采取分阶段的计算方式，突出近5年的工作表现。

根据管理办法，工作量化考核计算公式：

现专业技术职称聘任年限≤5年：工作量×100%；

现专业技术职称聘任年限＞5年：近5年工作量×100%+超出年限工作量×10%。

在晋升职称的过程中，有些人可能在最初的几年就累积完成了晋升所要求的指标，随后便开始"躺平"；有些人认为晋升周期很长，可以用10年乃至更长的时间来累积成果，所以出现了"磨洋工"的心态。这显

然不利于医院的持续发展。为了更加公平和准确地评估医务人员的绩效，医院对职称聘任评审规则进行了修改，主要关注近5年的工作和科研指标，超出5年以外的指标则只占10%。这一调整旨在鼓励员工不断努力提升自己的专业能力和科研水平，引导员工提升主动性和积极性，避免仅仅依赖工龄和经验来获得职称晋升，形成一种积极向上、争先恐后的良性竞争氛围。

5. 数据量化助力，确保全流程公开透明

医院充分利用病案首页、医院信息系统（HIS）等医疗卫生机构信息系统，收集关键数据，如病种覆盖率、患者人次数、工作时长、次均费用等，作为职称评聘的重要依据，既提高了评价的科学性，也提升了工作效率，确保量化考评的客观公正。

医院制定了统一的评分标准，所有申报人员的业绩经过量化评分后，评分结果进行全院公示，以实现相互监督的效果，分数排名靠前的人才有机会获得职称聘任。

当医院员工申请职称聘任时，他们可以根据评分标准进行自我评估，例如，业务工作中的检查是否达到就诊数量的要求？如果不符合条件，他们需要增加出诊量。在这个评价体系中，只有通过更好的表现和超越他人，才能脱颖而出。党委书记、院长李观明开玩笑地表示："以前在职称评审时，很多医生会四处找领导支持。现在，没人再找我了。靠领导不如靠自己。按照评分标准检查自身，弥补不足，有针对性地取得突破，这使大家找到了努力的方向和奋斗的目标。"

在聘任过程中，公开透明也是一个至关重要的原则。医院秉持着岗位公开、程序透明和竞争择优的原则，严格规范聘用程序，确保评选过程的公正性和公开性，让每位医务人员在职称评聘中都能公平竞争，展示自己的才华和能力。

聘任按照既定的程序进行。评选委员的组成以及评审标准的制定都必须符合规定和程序要求，评审结果也要进行公示，确保每个环节都符合公正和透明的原则。这种严格执行的评选流程让未获聘任的人员也能心服

| 申请聘任（续聘） | 符合条件（或聘任到期）的申请人准备相关证明材料经所在科室和党支部审核和签署意见后，党委办统一对申报人员进行资格初审 |

| 量化评分 | 党委办、医教科（护理部）对申报人员的任职资格、业绩条件进行审核并进行量化评分 |

| 业绩公示 | 对申请人资格审核及量化评分情况进行公示，公示时间为 5 个工作日。公示无异议后，符合条件人员进入会议评议环节 |

| 会议评议 | 召开专业技术职务评聘委员会会议，党委办、医教科（护理部）汇报资格审查的结果和量化评分的排名及公示情况，提出入围人选。评聘委员会进行审核评议，根据 2023 年度高级职务首聘指标数进行无记名投票 |

| 确定拟聘人员 | 院党委根据申请者各类条件审核达标情况和专业技术职务评聘委员会审议情况实际研究后确定拟聘人员 |

| 公示和聘任 | 对拟聘人员进行公示，公示时间为 5 个工作日。公示无异议后，直接下发聘任通知 |

图 5-2　医院职称聘任流程（2023 年度工作实施方案流程）

口服，因为他们可以清楚地看到整个过程是公开、公正、透明的，没有任何偏袒或不合规的行为。这不仅维护了每个医务人员的合法权益，还增加了整个评选制度的可信度和公信力。副院长、纪委书记黄伟彪表示，"2022年职称聘任制度改革后，没有收到投诉，没有人找领导，公开透明的评聘制度杜绝了讲人情、托关系的可能，形成了良性竞争"。

2022 年 9 月，医院依据新的管理办法开展专业技术职务聘任工作。

相较往年，聘任数量有显著的增长。与此同时，高级职称聘任者的平均年龄明显年轻化，中级职称聘任中合同人员的比例明显上升，为医院的人才队伍注入新的活力。近年来，广东省生殖医院在职称评聘方面积极倡导和实践数据量化管理，取得了显著成效。通过细分不同系列的评价指标，充分考量医务人员在不同领域的专业能力和贡献，确保评审标准的科学性和准确性。量化评分方法的引入有助于合理确定业绩考核方式，使评审结果更加客观、更具可比性。公开透明的评聘流程，既保证评聘过程的公正性和公平性，还能激发医务人员的积极性和创造力，形成了良性竞争的氛围。数据量化管理帮助医院建立了一个客观、科学的职称评聘体系，提高评聘工作的效率和透明度，持续推进医院的选人、育人、留人、用人工作，做推动医院在"十四五"时期高质量发展的推车人。

（二）突破"评而不聘"，创新人才激励机制

在职称评聘中，医院还常面临另一个困境：许多取得专业技术中级资格以上的医务人员未能聘任，导致他们在晋升和发展方面遇到了瓶颈。

这是因为在公立医院中普遍存在着因岗位编制总量限制导致岗位紧缺的现象，尤其是高级岗位的数量非常有限。这使得医务人员的晋升竞争变得非常激烈，内卷现象日益严重。

为体现职称评聘制度的激励和引导作用，进一步调动医务人员的工作积极性，广东省生殖医院于2021年印发《职称挂牌上岗管理办法》，为未获聘任的专业技术人员提供新的机会和激励。该管理办法的核心是实行职称挂牌上岗制度。具体而言，对于取得专业技术中级资格以上但未能聘任的人员，医院同意他们挂牌上岗，在岗位上发挥专业技术能力和经验，与正式聘任的同行并肩工作。并规定，职称挂牌上岗人员享受"挂牌上岗专项奖"。挂牌上岗人员可以获得额外的绩效奖，以及其他形式的荣誉和表彰，这既是对他们个人工作表现的认可，也是对他们持续学习和提升的鼓励。

职称挂牌上岗管理是一项积极的探索和改革举措，既体现了医院对人才的重视和关心，也为医务人员搭建了一个更加广阔的发展平台。它为医务人员提供了更多的晋升机会和更好的发展动力，有效调动了全体医务人员的工作积极性，也为医院补充了专业技术力量，提升了整体医疗服务水平。

第四节 年度考核及评优

公立医院年度考核及评优评先是一种重要的人力资源管理工具，它不仅能够全面评估员工的绩效和工作表现，为人才培养、干部选拔、绩效改进等工作提供可靠的依据，还能够激励员工提高积极性、主动性和创造性，为个人的职业发展和晋升提供了机会和依据，推动团队和组织的发展。通过有效的年度考核及评优机制，医院可以优化人力资源管理，提高医疗服务质量和综合竞争力。

近年来，随着医院人员的不断增加，广东省生殖医院从有利于医院管理和协调发展的角度出发，以数据量化管理为驱动，建立有效的年度考核及评优制度，实现了人力资源的优化和发展，提升了医院整体绩效和工作质量。

一、公立医院年度考核及评优

公立医院年度考核及评优是指医院在每年结束时对员工进行绩效评估和表彰的一项管理活动。它是医院人力资源管理的重要组成部分，旨在客观评估员工在过去一年内的工作表现，并根据评估结果进行奖励和认可。医院可能设立一些评优奖项，如年度优秀员工、优秀科室／团队、杰出贡献奖等，用以激励和鼓励员工的卓越工作表现。

年度考核及评优一方面帮助医院评估员工的绩效和工作表现，并通过适当的认可和奖励，激励员工积极投入工作，另一方面，它还可以帮助医院发现和培养潜在的人才，促进团队建设，并为人才管理和规划提供重要信息。优秀的员工和团队是医院重要的资产，也是医疗事业的中流砥柱。他们的表现和成就直接影响医院的声誉和形象。通过公开表彰，可以向内外界展示医院对人才的重视和认可，增强医院的吸引力和竞争力。

因此，一套科学的考核及评选体系至关重要。然而，当前公立医院年度考核及评优普遍存在一些问题，导致其效果和公信力可能受到一定的质疑。

缺乏多维度评价。部分医院过于强调科研成果，将科研能力作为唯一或主要的评判标准，导致医务人员过度倾向于追求科研成果而忽视临床工作。部分评价体系只关注个人的业绩表现，而忽略了团队合作、医患沟通、职业道德等方面的综合评价，造成评价体系的单一性和片面性。

主观性评价。在考核和评选过程中，评委或主管领导可能出于个人偏好、私人关系、利益关系等非专业因素的考虑而给予某些人更高的评价，导致评选结果缺乏客观性和公正性。

缺乏动态性。部分评优制度过于依赖静态的数据和结果，没有考虑到医务人员在不同阶段的成长和发展，无法准确反映个体的进步和潜力。

激励机制不足。评优制度在激励医务人员的积极性和创造性方面存在不足，缺乏具体的奖励机制和激励措施，难以真正激发医务人员的工作热情和动力。

针对上述问题，公立医院需要不断优化评优制度，确保评价标准的客观性和公正性，引入多维度评价，关注个人与团队的综合能力，建立动态的评估机制，并合理设计激励措施，鼓励医务人员持续提升自身素质和业绩，促进医疗服务的优质发展。

二、数据量化管理在年度考核及评优中的实践

作为一项重要的管理活动，公立医院年度考核及评优需要注重实质性的量化评价，而不是充斥着空洞的言辞和空泛的套话。在评价员工的工作表现时，医院应该通过具体的指标和标准，以实际数据和可量化的成绩

为依据，客观地衡量他们的工作成果、专业技能和职业素养。只有将评估过程真正量化，才能使年度考核和评优具有实质性和可信度，确保公正、公平地对待每一位医务人员的工作贡献。

广东省生殖医院将数据量化管理贯穿于年度考核及评优的全过程，制定了公开、公正、公平的考核及评选标准，让每个人都有机会脱颖而出，从而激发医务人员追求卓越、超越自我。2021 年，医院结合实际，制定了《广东省生殖医院年终表彰项目评选实施办法》。依据该办法，医院以数据为驱动，公平、公正、公开地评价医务人员的表现，并对年度先进科室、年度考核优秀个人、年度工作先进个人进行表彰，营造"先进更先进、后进赶先进"的浓厚氛围，激发全院干部职工努力建设发展医院的积极性、主动性和创造性。

（一）多元指标，全面把握工作能力

制定明确的评估指标是打造科学考核及评优体系的首要任务。这些指标应涵盖医务人员的工作业绩、专业技能、职业素养等多个方面，以全面把握医务人员的整体表现和潜力，避免过于单一和片面的评价。

在广东省生殖医院的表彰项目中，年度先进科室评选按照临床医疗、医技科研、行政三个类别，每个类别评选 1 个先进科室。年度考核优秀个人评选名额按年度考核通知中的评优人数确定。年度工作先进个人每年根据实际工作可调整专项奖项目，比如 2022 年，医院为表彰在抗击新冠病毒肺炎疫情中表现优秀的先进个人，设置了"抗疫先锋""最佳抗疫志愿者""核酸采样之星"等奖项。

为了实现公正客观的评价，建立科学的评估体系至关重要。这要求医院制定明确的量化标准，以确保评估结果具有准确性和可比性，通过设定各个指标的标准分值，对医务人员的绩效进行客观评价，避免主观性的偏差。分值的设定必须基于科学数据和行业标准，反映出不同指标的重要性和难度级别。

1. 分类别、多维度量化评选先进科室

广东省生殖医院将全院各科室分为临床医疗、医技科研、行政3个类别分开进行年度考核。各个类别的科室都制定了明确的评估指标，以量化医务人员在工作中的表现，各类别科室按总分排名，每个类别评选1个先进科室。

所有科室的评选均有设置一些"硬指标"，即"一票否决"项。每个类别的科室"硬指标"设置各有侧重。"硬指标"是约束医务人员规范、保障医疗质量安全的基础。"硬指标"的设置对医务人员提出了更高的要求，进一步发挥了医院评选工作对于推动医院落实相关法律法规制度要求和改革政策的杠杆作用。

临床医疗、医技科研科室的考核还设置医疗质量管理及服务、科研、财务以及其他考核等4个维度，每个维度细分多个指标。在选取维度分设指标后，医院根据考核要求赋予每个维度权重，再根据总分赋予每个指标分值。

表 5-7　不同类别科室的维度权重

专业技术职务		不同维度考核标准量化评分权重 /%	科研 /%	财务 /%	其他考核 /%
临床科室		30	20	30	20
医技科室	有科室效益	40	20	20	20
	无科室效益	50	20	0	30
科研科室		0	70	0	30

科室类别不同，同一维度的权重不相同，维度下设的各个指标及其相应分值也呈现差异。不同维度，不同指标，不同权重，不同分值，突出了岗位差异和业绩导向性。

以临床科室和科研科室的"科研"维度指标为例，临床科室的科研维度权重只占20%，避免了过度倾向于追求科研成果而忽视临床工作。而科研科室将剩下30%权重赋予了"其他考核"：实验耗材使用管理情况、医院感染管理、承担医院公共任务情况、设备使用及保养、节能及消防安全、网络安全及计算机管理、新闻宣传等。

表 5-8 临床科室和科研科室的科研维度指标

科室类别	科研维度权重 /%	指标	分值 / 分
临床科室	20	人均年度科研绩效积分	20
科研科室	70	人均年度科研绩效积分	20
		公共科研平台服务质量管理	30
		公共科研平台管理	20

行政职能科室评选主要为满意度测评。综合测评权重为：院领导测评占 40%，临床医技及科研科室测评占 30%，职能科室互评占 30%。

2. 不同岗位灵活量化评出先进个人

年度考核及优秀个人评选范围为全院所有在职在岗人员。医院每年根据实际工作进行奖项调整。

职能科室针对岗位特点设置不同的考核指标进行评选。评选方式分三种，分别为统计工作量排名、投票排名和打分排名。

评选方式为工作量统计结果的，如门诊挂号量、住院管床服务量、护理人员的夜班数量（P、N 班总和）等，从多到少依次排列，第一名获评奖项，第二名获奖项提名奖。相关工作量数据直接从系统获取，确保数据有效、客观。

以投票的方式评选，则通过 OA 发放问卷，由全院职工投票。票数最高者获评奖项，票数第二的获奖项提名奖。如出现相同票数，则并列获评奖项。

为了灵活适应不同科室和岗位的特点，医院还通过打分的方式，使得评价结果更加具体、可量化。打分的标准和办法主要有三种，第一种是直接给出分值，按不同权重计算总分排名，另外两种分别是计数打分和梯度打分。计数打分指根据某个指标或标准的达成情况进行计数，以确定最终得分，而梯度打分是按照不同级别或程度给予分值。两种方式根据打分汇总，加总成为总分，根据总分进行考核或者评价。

医院根据不同科室、不同岗位的特点，灵活选择评选方式，最终根据量化统计结果，各奖项评出 1 名先进、1 名先进提名。

延展阅读

先进个人评选背后的数据

在评优评先的过程中，尤其是先进个人的评选，如何做到公平公正，数据量化和计算方式尤为重要。

"最佳窗口服务人员奖"注重服务对象的评分，方式以投票为主。评选对象为全院一线窗口为患者提供面对面服务的工作人员（含医、护、技、药、收费员、文员），先由各科室组织科内评选，对照评选标准，内部选举产生 1 名推荐人并将名单提交到医教科。再由医教科通过 OA 发放问卷，由全院职工投票。得票最高的人员获评"最佳窗口服务人员奖"，得票第二的获评"最佳窗口服务人员提名奖"。

"最佳手术操作贡献奖"则考评的是医师的手术操作，完全通过手术量、手术难度来计分考评。基于各科室每月提交的手术工作量，统计手术主要操作临床医师的门诊、住院手术总操作量，参照国家手术操作名称及分级，根据手术分级及本院实际情况制定各项手术操作的评分系数进行分类计算评分，从多至少依次排列，结合评选条件，第一名获评"最佳手术操作贡献奖"，第二名获评"最佳手术操作贡献提名奖"。

在"最佳宣传人员奖"的考核中，则通过排名、计分、加分等形式，从量、质的角度对"宣传能力"打分。标准如下：在官方微信号、视频号等撰写稿件、拍摄制作视频，数量名列前茅（第一名100分，第二名95分，第三名90分，以此类推），流量名列前茅（第一名100分，第二名 95 分，第三名 90 分，以此类推）；积极配合宣传活动和采访，为医院正面宣传起到良好作用（被国家级媒体报道加 5 分，被省级媒体报道加 3 分，被市级媒体报道加 2 分）。主动传播和创新，在各平台以科室或带医院介绍的个人名义开设自媒体号（头条号、抖音号、快手号等），并进行内容发布，一个自媒体号加 3 分；单项关注量 10 万以上加 5 分。综合得分最高的人员获评"最佳宣传人员"、得票第二的获评"最佳宣传人员提名奖"。

（二）公开透明，确保评估流程公正

评优评先涉及广大员工的利益，体现着医院的导向和对员工的激励。奖项如何设置？由哪些部门来考核？相应的指标体系如何构建？不同的维度赋予权重如何？如何确保公平公正？《广东省生殖医院年终表彰项目评选实施办法》对此进行了制度化的规范。

首先，医院明确指定了专门的部门牵头负责组织。医院成立年度表彰领导小组，由医院领导组成，负责全院年度表彰工作。各科室成立评先小组，负责评先的具体工作。党委办公室牵头各行政部门负责协调实施相关具体工作。相关表彰项目的评选办法，由负责牵头的职能部门制定并解释，确保考核工作由具备专业知识和经验的人员来执行。这样可以提高评估的专业性和准确性，确保评价过程公正、公正和客观。

其次，考核部门在充分调研的基础上，结合专业要求和岗位特点，负责制定和执行统一的考核标准和流程，包括制定明确的评估指标、评分标准和评价流程，确保评估过程的一致性和可比性，确保各个科室、每一个人在评估中受到公平对待。

最后，各奖项的评选流程公开透明，院纪委负责对所有年终表彰项

牵头负责的职能部门
将评比产生的指标结果报送至党委办

1

党委办
负责汇总统计，按得分排名产生每个类别的先进科室（其中行政职能科室的考核，由办公室通过 OA 发放问卷，由全院职工打分，并按照规定的权重计算总分，总分最高的科室获评先进科室）

2

院纪委
对评审结果审核，结果报党委办

3

党委会
研究同意后进行公示

4

图 5-3　先进科室评选流程

牵头负责的职能部门
根据相关文件要求，结合本院实际制定评选办法，按文件规定组织实施

1

党委办
评选出优秀名单报党委办汇总统计

2

院纪委
对评审结果审核，结果报党委办

3

党委会
将汇总统计结果报党委会审定
公示无异议后进行表彰

4

图 5-4　先进个人评选流程

目的评选结果进行总审核。医院利用信息化系统收集和记录与评估相关的数据，例如，通过医院信息系统导出临床医师的门诊出诊挂号量等，确保数据的准确性和完整性。同时，医院建立定期的数据监控机制，及时发现和纠正数据异常，提高评估的可靠性和稳定性。

本章系统介绍了广东省生殖医院在人才量化管理方面的创新实践。医院充分发挥数据量化管理的优势，引进高层次人才，培养内部人才，助力医院可持续发展。在绩效改革与分配方面，医院结合数据量化，优化绩效考核体系，通过量化评分标准，推动医务人员担当作为、干事创业，促进医院发展的和谐稳定。在职称评审与聘任方面，医院积极实践数据量化管理，建立客观、科学的评聘体系，提高了评聘效率和透明度。在年度考核及评优方面，医院充分应用数据量化，建立公开、公正、公平的管理方法，激励医务人员参与医院高质量发展。数据量化管理模式在全员管理中发挥着重要作用，通过这些创新实践，建立员工管理考核指标体系，让每一个员工时刻都能清晰看到自己工作所得的成绩和所处的位置，从而形成一种积极向上、争先恐后的良性竞争氛围，树立了有为才有位的正气，减少了无谓的管理内耗，实现了医院业务量、科研项目论文的高速增长，为医院的持续发展提供了坚实的支撑。数据量化管理极大地鼓舞员工积极参与推动医院高质量发展，全院上下爱岗敬业，转变工作作风，提升服务能力。

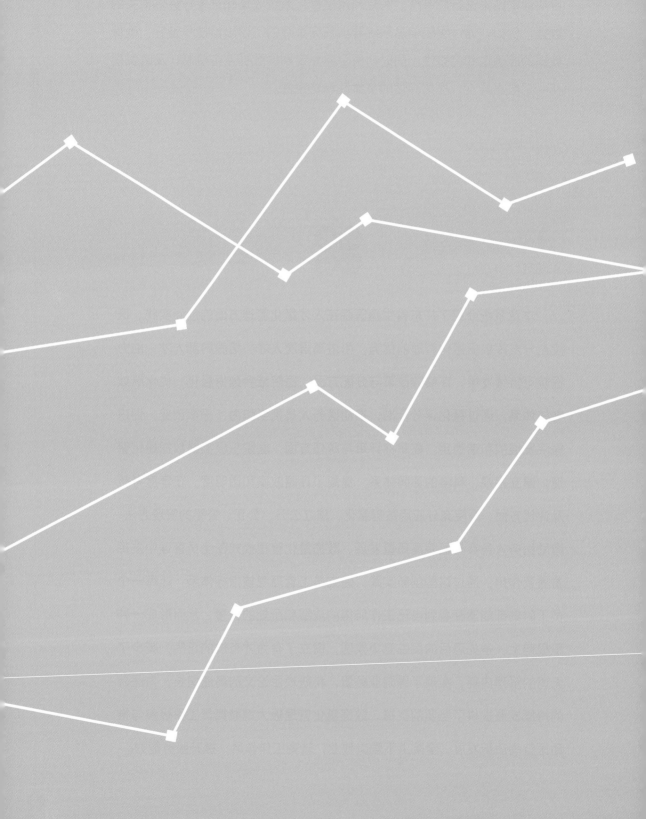

第八章 医院运营量化管理

　　精细化管理理念是现代管理对社会分工和服务质量的必然要求，也是公立医院实现现代化管理的必由之路。医院的精细化管理是基于人、财、物的综合运营，其中财务业务综合管理信息对决策起着重要作用，业财融合是医院综合运营模式的必然趋势。新形势下公立医院实现高质量发展的关键是，在坚持公益性前提下加强医院人、财、物综合运营管理，从而降本控费，提质增效。

　　医院综合运营模式是以全面预算管理和业务流程管理为核心，以全成本管理和绩效管理为工具构建的医院运营管理目标决策体系。除人才管理，通过对财、物等综合资源的计划、使用、协调、控制、评价和激励的运营管理，医院可以实现运行模式从粗放管理向精细化管理转变。公立医院要借助现代管理理念、工具和技术，将经验管理与制度管理相结合，激发医院运营效能，提高医院综合管理水平，实现精细化、信息化、规范化和科学化的发展目标，以适应医疗卫生改革的发展需求。

第一节 全面预算管理

全面预算管理是医院财务管理工作的重要组成部分，也是医疗改革中财务领域的关键点。作为现代医院管理手段，全面预算管理制度的实施对于公立医院的经济运行规范化、资金使用和资源利用效率的提高具有重要意义。它有助于确保医疗资源的合理配置、提高医院的财务管理水平，并推动医院向现代化管理体系转型。

一、以全面预算管理规范经济运行

公立医院应在坚持公益性的前提下，正确处理社会效益和经济效益的关系，规范经济运行，保障基本医疗服务正常有序开展。全面预算管理是指医院对所有经济活动实行全面管理，全部纳入预算管理范围。全面预算管理以战略发展规划为导向，实行全口径、全过程、全员性、全方位的预算管理，覆盖人、财、物全部资源，贯穿预算编制、审批、执行、监控、调整、决算、分析和考核等各个环节。

医院是本单位预算编制、执行、决算的责任主体。近年来，为规范公立医院经济运行，严格预算管理，强化预算约束，提高资金使用和资源利用效率，国家接连发布《公立医院全面预算管理制度实施办法》《卫生健康领域全面实施预算绩效管理实施方案》等文件，要求医疗机构建成全方位、全过程、全覆盖的预算绩效管理体系。

实现全面预算管理对公立医院具有重要意义和作用。它能够有效进行资源配置，强化医院的成本管理意识，实现经济运行的规范化和高效性。全面预算管理有助于医院的经济健康发展，提高资源利用效率，为医院的可持续发展奠定基础。公立医院加强全面预算管理刻不容缓。

然而，在当前推进实现公立医院全面预算管理的进程中，部分医院管理层未能意识到预算管理对医院发展的重要性，仅将其视为财务部门的事务，缺乏对其战略意义的认识。这导致医院未能建立完善的预算管理体系，全院上下缺乏预算管理意识，从而出现资源配置的随意性和浪费现象。同时，部分医院存在重视预算编制而轻视评价的现象，仅关注预算编制，对预算执行缺乏充分的管理和控制；缺乏全面反映预算管理效果的评价指标，预算考核主要以财政资金使用情况和预算支出评价为主，未涵盖所有项目和内容；医院奖惩制度不健全，难以发挥有效作用。此外，一些医院缺乏专门的信息系统用于预算管理，预算执行完全依赖人工审核和执行，缺乏科学的预算分析和考核功能。这导致信息传递不准确且沟通困难，预算管理效率和质量无法满足医院的需求。

因此，为了提高公立医院的资源利用效率和良性发展，必须加强全面预算管理，增强管理层对其重要性的认识，建立明确的组织架构和职责，采用信息化手段支持预算管理工作，并完善评价机制，以实现预算管理的科学性、规范性和有效性。

二、数据量化管理在全面预算管理中的实践

在医院全面预算管理中，数据量化管理扮演着重要的角色。通过收集、分析和管理医院运营内容的各个要素数据，可以实现更有效的会计工作，同时不断优化和提升医院的运营管理水平。数据量化应用于全面预算管理，为医院提供实时、优质、精准的决策认知基础。通过充分利用数据，医院能够实现精细化管理、科学决策、风险控制和绩效改进，提高医疗服务的质量和效率，为医院的可持续发展提供有力支持。

近年来，广东省生殖医院根据相关政策要求，结合单位实际，修订《全面预算管理办法》。医院以"看数据说话、用数据管理、依靠数据决策、根据数据变化检验工作成效"的管理方法为基础，围绕发展

战略规划和年度工作计划，对预算年度内财务收支合理预计、测算并进行分析，从而加强财务监督，完善内部控制，建立健全全面预算管理体系。积极建立了预算绩效考核指标体系，形成全院的预算编制—执行—评价的一体化预算管理，为财务资金的有效管理和医院的高质量发展奠定了坚实基础。

（一）严格控制，实现高质量预算编制

预算编制是全面预算管理的基础，也是一项具有挑战性的任务。在实施全面预算管理时，大量的信息需要被调用，包括科室编码、人员信息等。此外，还涉及项目编码、核算类别编码、预算金额等，而各个项目之间的关系也非常复杂，编制要求多样，汇总工作量巨大。同时，还需要进行大量的统计、反馈和调整工作。从医院到各部门再到科室，都需要严格执行预算编制的各项步骤，包括预算分解、部署、编制、论证和讨论等，其难度可想而知。

为应对这一挑战，广东省生殖医院完善信息系统，并以数据量化管理作为支撑，通过科学的数据收集、整合和分析，以严格控制和实现高质量预算编制为目标，确保预算编制的准确性和可靠性。

1. 全面细化，层层审批

医院将单位预算划分为收入预算和支出预算，支出预算划分为经常性支出预算和项目支出预算，项目支出预算进一步细分为单位基本建设项目、大型修缮改造项目、设备购置项目和信息改造项目等。其中，重大项目是总投资在1000万元以上（含1000万元）的维护修缮及改、扩建项目，100万元以上（含100万元）的大型设备项目购置和信息项目建设或改造。

医院将所有收支全部纳入预算编制范围，严格按照层层上报和审批机制与"两上两下"的工作程序进行预算编制，确保预算编制的规范性和透明性。各职能科室根据业务发展需要和临床科室提出的需求，汇总形成

项目库提请单位预算领导小组论证，经预算领导小组审批提交单位党委会会议通过，由各职能部门配合财务科汇总编制。财务科根据单位预算领导小组的工作布置，汇总各职能科室的预算指标，形成单位预算年度的总预算，经单位预算领导小组审批，经过单位党委会决议，形成"一上"上报主管部门。经主管部门初步审核后报广东省财政厅，省财政厅审核后下达"一下"。收到"一下"批复后，单位召开预算领导小组会议，根据省财政厅和省卫生健康委的批复意见，以及单位的具体情况，调整、布置单位的"二上"指标及项目指标，各职能部门继续补充、完善"二上"资料。财务科汇总形成"二上"资料上报党委会，由主管部门审核后报广东省财政厅。收到广东省财政厅年度预算批复（"二下"）后，财务科向各个职能部门下达预算指标，并履行日常监督责任。

2. 科学预测，量入为出

医院依据上年度预算执行情况，结合单位发展规划，合理预测本年度收支，坚持以收定支、略有结余，不得编制赤字预算。数据量化管理在预算编制过程中起到关键作用，通过收集、分析和准确预测数据，医院制定具体的预算指标，确保预算的合理性和可行性，实现严格控制，保证了预算编制的高质量。

（1）收入预算的编制

医院依据近年收入情况和预算年度增减因素进行数据分析，并通过测算编制预算收入。在这个过程中，数据统计和数据分析确保预算收入的准确性和可行性。医院遵循不人为低估或隐瞒收入的原则，同时留有适当的余地，不将没有把握的收入列入预算，以避免收入小于支出的情况发生。各项收入预算一经确定，不得随意变动，数据量化管理确保了预算的稳定性和可靠性。

其中，财政项目补助收入预算根据财政预算年度安排，医院申请项目入库，填报项目的可行性分析、绩效目标等指标；科研项目收入预算由医教科根据医院科研计划编制；医疗收入预算通过分析近年收入情况和预算年度的变动因素，由医教科下达各个临床科室根据临床科室的业务量预测分析编制；其他收入预算根据近年收入情况和预算年度的变动因素分析编制。

（2）支出预算的编制

在量入为出、统筹兼顾的原则下，医院审慎安排支出预算，确保人员经费和日常办公经费的合理性，同时对其他支出进行综合考虑。数据量化管理在支出预算的编制中发挥重要作用。通过对项目需求、成本估算等数据进行准确分析，医院能够制定合理的支出预算，实现对支出的精确控制。

其中，人员经费的编制由党委办按照国家政策规定的工资、津贴、补贴等标准和适用范围，依据单位的实有人数及人员结构、人员变动等情况，按预算支出科目内容规定逐项计算编列；其他经常性支出包括办公费、印刷费、咨询费、手续费、水电费、邮电费、物业管理费、交通费、差旅费、出国（境）费、日常维修（护）费、租赁费、会议费、培训费、招待费、工会经费、劳务费、委托业务费，由各科室根据年度的支出分析和已签订合同的付款计划编制，并报财务科汇总；科研项目支出的编制，由医教科根据单位科研发展计划和任务编制预算年度科研支出预算。

（二）数据分析，规范全流程预算执行

医院各预算归口管理部门一方面利用数据分析和评估工具，根据过去的数据和趋势预测，牵头会同预算科室合理编制归口收入、支出预算，另一方面，通过数据监控和分析，实时掌握预算执行情况，及时发现问题并采取相应措施进行调整和优化，以此监督归口收入、支出的预算执行情况。

医院严格按照批复的财政预算执行，并借助数据分析和量化管理的手段，进一步提高预算执行的效率和精确性。预算归口管理部门将批复的预算逐级分解，并利用数据分析工具对预算分解过程进行监控和评估，确

保预算准确落实到具体的责任单位或责任人。

1. 定期汇报，形成预算执行分析长效机制

根据月度、季度和年度的时间节点设定，医院对预算执行情况进行定期分析和汇报，形成月报—季报—年报三位一体的报表体系。

首先，医院将各项数据进行量化和统计，并结合实际情况，对预算执行进行深入分析。医院通过比较实际支出与预算指标的差异，以确定存在的问题和瓶颈，并提出调整预算的解决方案，从而提高预算执行的效率。同时，医院综合考虑政策变化、环境和条件因素、决策评价、责任人履职情况以及管理是否到位等多个因素，对预算执行偏差较大的项目进行深入分析和研究。

其次，医院编制预算执行情况及分析报告，定期向相关决策者和管理层汇报预算执行情况。报告内容包括预算执行进度、执行差异以及其对预算目标的影响等方面，为决策提供准确的数据依据。通过数据分析的结果，医院能够提供预算执行的关键指标、趋势分析、执行偏差的原因和影响等详细分析，同时提出改进预算执行的建议。

数据分析为医院提供客观准确的信息，为管理层做出基于数据的决策提供支持。通过数据分析，医院能够全面了解不同部门和项目的预算执行情况，识别重点关注的领域，并制定相应的管理策略和措施。基于数据的预算管理方法能够提高预算执行的效率、透明度和质量。通过定期汇报和形成预算执行分析长效机制，医院能够更好地监控和管理预算执行情况，持续改进全面预算管理制度。

2. 数据追踪，强化预算执行约束机制

医院全面预算管理的实现可以通过数据追踪进一步加强预算执行的约束机制，从而在三个层面产生积极的效果。

在基本层面，通过严格的预算约束和数据追踪，医院避免了资金的无计划使用，确保资金按照预算进行合理的支出。数据追踪提供了实际支

出和预算指标之间的比较分析，帮助医院加强对资金的管控和监督，防止超支或低效的情况发生。各科室在预算执行过程中通过数据分析来对预算支出进行严格控制和监督，严格执行批复的支出预算和规定的财务开支标准，贯彻"勤俭节约"方针，建立健全资金的申请、拨付与使用管理制度，严格控制预算支出，努力提高资金使用效益。这一约束机制的加强确保了预算执行的准确性和合规性。

在管理层面，全面预算管理借助数据追踪提高了医院财务管理的规范性，推进管理理念深入人心，促进各部门之间协调合作。各项目实施部门在执行预算过程中，定期将项目的执行情况反馈给财务科。财务科及时跟踪预算执行情况，对发现的问题能处理的及时处理，不能处理的报预算领导小组集中讨论后处理。年中预算追加或调整，预算部门需提供纸质申请并说明原因，预算资金追加或调整应经预算管理委员会集体决策。年度结束后编制年度决算报告，提交预算管理委员会审议。这种规范流程的严格执行使全面预算管理理念融入医院日常工作，医院员工逐渐认识到全面预算管理、财务管理的重要价值，并将之作为推进医院可持续发展的管理工具和决策依据。

在战略层面，全面预算管理通过数据追踪实现与医院战略目标的匹配。预算管理作为从医院战略出发的环形结构，通过数据追踪不断修正和调整预算，提高资源配置的战略配合度。数据追踪揭示了预算执行中的偏差和问题，为医院提供了及时的反馈和调整机会，使资源配置更加符合战略方向，最大限度地实现医院战略目标。数据驱动的全面预算管理方法让医院内部的管理工作为医院的正常运行发挥了作用，从而为医院发展和改进提供了坚实的基础。

（三）量化考核，推进全方位预算监督

预算考核与评价是确保年度预算和医院战略规划按时完成的重要手段，旨在对预算的编制、审批、执行、控制、调整等各个管理环节进行全

面检验。它不仅是总结管理经验和实施奖惩措施的基本依据，也是激励医院团队积极性的重要方式。广东省生殖医院积极建立"预算编制有目标、预算执行有监控、预算完成有评价、评价结果有反馈、反馈结果有应用"的全过程预算绩效管理机制，并通过数据量化考核，推进全方位预算监督，具体如下：

1. 建立预算绩效考核指标体系

医院根据自身的实际情况，建立预算绩效考核指标体系，包括预算执行率、预算目标达成率、成本效益、资金使用效率等指标，由全面预算管理委员会进行预算绩效考核。

2. 定期开展预算绩效评估考核

医院定期开展预算绩效考核，对各部门的预算执行情况进行评估，并根据评估结果进行奖惩。年底由预算办按部门分项目统计出各部门项目投资等预算执行情况，并上报预算管理委员会决策。由各预算部门根据单位相关要求，向全面预算管理委员会汇报大额预算资金使用情况及使用效益情况。

此外，医院将预算绩效考核结果与部门负责人的考核挂钩，以提高部门负责人对预算执行的重视程度。全面预算管理委员会根据预算实际执行情况与预算目标相对照，将预算执行情况作为部门及负责人年度综合考评因素之一进行评分。

3. 信息化实现全流程闭环监督

医院利用信息化系统将各个部门的预算执行情况和财务数据等进行集中整合，以实现数据实时、准确采集和汇总。同时，医院已经建立一个以预算管理为核心、业务和财务相融合的一体化信息平台（HRP），将医院的合同管理系统、物资系统、会计核算系统、薪酬管理系统等各个系统连接起来，从而实现预算业务的全流程闭环管理，使资源的流通过程可追踪、可监控、可视化。

此外，医院利用信息化系统提高预算管理的透明度，让各部门和员工了解并监督预算执行情况。通过预设的阈值和规则，对预算执行过程中的异常情况进行监测，并及时发出预警提示。一旦发现异常情况，立即采取纠正措施并调整预算计划，以确保预算的合理执行，提高预算管理的时效性和准确性，保障医院财务安全。

预算是医院经济管理中的一个重要顶层规定，所有经营活动都必须在预算范围内进行，不能超出预算额度。通过系统对预算管理的实时监控，能够确保预算编制的严格执行。没有编制预算，不允许支出。在提起报销申请时，必须选择对应的预算项目，同时锁定申请金额的预算额度，在提交报销单时解锁并实报实销。对于某些不确定实际金额的申请单，例如维修维护申请，允许不填写具体申请金额，以保持灵活性。此外，系统会实时检测预算超额的情况，一旦发现预算超额，系统将不允许提交报销申请，以确保预算不会超支。这样的实时监控机制可以有效地控制预算的执行情况，避免了不合理的支出和预算超支问题的发生。

值得一提的是，医院在预算编制过程中，充分利用好项目库这一工具。项目库管理提供了一个集中收集、整理、筛选预算项目的平台。医院将所有预算项目纳入项目库进行管理，确保预算编制的全面性、合理性和科学性。医院将项目库分为经常性项目和一般项目。经常性项目为单位日常运行中必要的预算支出如水电费、物业费等，这类项目没有具体周期，大部分为永久存在；一般项目为有具体时间限制的项目，如医学装备购置、楼宇改造更新等。对项目库中各项目审核、评估和排序，确保医院预算的优先级和合理分配。项目库管理实时监测预算执行情况，包括预算使用情况、支出执行情况等，对预算项目的实际效果进行跟踪和分析，评估各项目的绩效表现，确保预算的合规性，提高整体预算管理的效率和效益。

全成本核算

医院成本核算是指医院对其业务活动中实际发生的各种耗费，按照确定的成本核算对象和成本项目进行归集、分配，计算确定各成本核算对象的总成本、单位成本等，并向有关使用者提供成本信息的活动。随着对医院经营管理要求的不断提高，"全成本核算"的概念应时而生，成为目前的医院成本核算主流方法。在医院运营管理中，全成本核算可以帮助医院更好地了解自己的经济状况，优化资源配置，提高效率，降低成本，提高经济效益。同时，全成本核算还可以反映医院、科室成本情况，为医院的决策，例如推行新的医疗付费方式提供重要的依据和支持。

一、全成本核算破解提质增效难题

当前，公立医院面临着业务活动和资金资产管理日益复杂的挑战，收支规模不断扩大，经济运行压力不断加大。与此同时，随着医保支付改革向纵深推进，传统的按项目付费模式已不适应当前的医保支付制度改革需求，DRG/DIP支付方式的推行带来了更科学、更精细的医保支付模式。这种支付方式倒逼公立医院控费提质增效，迫使医院更加关注药品、耗材等的成本管控，压缩治疗中的浪费，避免不必要的医疗支出，实行更高效的管理模式。

医院需要重新思考成本控制的重要性。过去，医保支付主要基于医疗服务的数量，即"多劳多得"。然而，当前医保支付进入了总额控制的时代，医保支付的总额度有限，医院需要在有限的预算范围内提供服务。同时，医院之间还面临着区域竞争，争夺有限的医疗资源和患者。在这种背景下，公立医院必须通过控制成本来提高经济效益，确保在有限的医保支付范围内运营。

全成本核算成为公立医院应对这些挑战的关键工具。通过全面了解和控制各项成本，公立医院能够评估成本效益，识别成本的主要来源和影响因素，并基于成本信息做出决策。全成本核算能够促进管理模式从粗放式向精细化、规范化的转变，优化资源配置，提高运营效率，保障公立医院的健康、可持续发展，更好地满足人民群众的基本医疗卫生服务需求。

公立医院要实现提质增效，建立有效的成本核算管理机制显得尤为重要。然而，当前公立医院在全成本核算方面仍存在一些问题。首先，成本管理效率较低。虽然一些公立医院已经开展了成本核算工作，但核算范围不够全面，管理者对成本管理意识不足，只重视医疗服务和科研投入，而忽视成本、支出和效益。其次，管理架构和部门设置不符合成本核算的要求，缺乏成本核算部门和有效的沟通机制。此外，缺乏完善的成本核算机制，包括成本核算对象不明确、核算流程不规范、费用归集与分配标准不统一等问题。部分公立医院的成本核算工作信息化应用水平较低，导致核算数据传输效率低，成本核算工作效率低下。

为解决上述问题，公立医院需要加强对全成本核算的重视，并采取相应的改进措施。首先，提高成本管理的效率，将成本管理纳入医院整体管理体系，加强各部门之间的协作和沟通。其次，建立独立的成本核算部门，并制定规范的成本核算流程和费用归集与分配标准。此外，公立医院应加强信息化建设，提升成本核算的信息化应用水平，实现数据的准确、及时传输和分析。

通过实施全成本核算，公立医院能够更好地应对提质增效的难题，优化资源配置，提高经济效益，实现高质量发展，为人民群众提供更好的医疗服务。

二、数据量化管理在全成本核算中的实践

在医院全成本核算中，数据量化管理可以帮助医院准确地计算各项

成本，提高成本控制和效益分析的水平，优化资源配置和服务质量。数据量化管理在医院全成本核算中的应用主要包括以下几个方面：建立完善的数据收集系统，涵盖医疗、护理、药品、设备、人力、物资等各个方面的数据；通过分类、汇总、比较和归因，揭示各项成本的构成、来源和变化规律，为成本控制和效益分析提供依据；对分析后的数据进行加工和整合，形成各个科室、项目、病种等不同层次的全成本核算报表，反映医院的收入和支出情况；进行成本控制和效益分析，找出成本高、效益低的科室、项目、病种等，制定相应的改进措施，提高医院的经营效率和服务质量。

为适应医保支付改革的新形势，近年来，广东省生殖医院依据相关文件精神，结合医院战略发展目标，以基于医疗大数据的量化管理模式建立健全成本核算与管理体系，强化成本核算与控制，逐步实行医院全成本核算，提升内部管理水平和运营效率，健全现代医院管理制度，推进公立医院高质量发展。

（一）全面覆盖，充分满足信息需求

公立医院的成本信息需求包括但不限于以下方面：一是成本控制。加强运营管理，促使医院合理控制成本、优化资源配置、提升管理水平。二是医疗服务价格监管。提供医院财务成本状况，为政府有关部门监管医疗服务价格、完善医保支付政策等提供数据支持。三是绩效评价。夯实绩效管理基础，为衡量医院整体和内部各部门的运行效率、核心业务实施效果、政策项目预算资金使用效果等提供成本信息。医院进行成本核算应当满足内部管理和外部管理的特定成本信息需求。

广东省生殖医院在全成本核算管理中充分考虑各个层面和维度的成本信息需求，合理设置成本核算对象和成本项目范围，科学进行归集、分配，充分发挥成本核算在成本控制、医疗服务定价和绩效评价中的作用，为医院管理决策提供可靠的依据。

1. 合理确定核算对象和项目范围

广东省生殖医院根据成本信息需求，采用多维度、多层次的方法将医疗活动作为基本的成本核算对象，同时核算科研活动的成本。其中，医疗活动成本按照不同的标准，进一步划分为以下成本核算对象：

（1）科室成本。按照科室划分，以各科室为成本核算对象，并进一步计算科室门急诊成本、住院成本的单位成本，即诊次成本、床日成本。

（2）医疗服务项目成本。按照省级医疗服务价格主管部门制定的医疗服务价格项目（不包括药品和可以单独收费的卫生材料）划分，以各医疗服务价格项目为成本核算对象，并进一步计算其单位成本，即医疗服务项目成本。

（3）病种成本。按照病种划分，以各病种为成本核算对象，并进一步计算其单位成本，即病种成本。

（4）疾病诊断相关分组（Diagnosis Related Groups，DRG）成本。按照DRG组划分，以各DRG组为成本核算对象，并进一步计算其单位成本，即DRG成本。

此外，医院收集和分析大量医疗活动的数据，从中识别出不同活动的资源消耗和效益情况，并根据成本信息需求，按照成本经济用途、成本要素等设定成本项目，将每个成本核算对象按照其成本项目进行数据归集。数据的收集和分析基于医院各系统的互联互通。主要费用数据如人员经费、卫生材料来源于医院资源管理系统（HRP），具体项目信息来源于医院信息系统（HIS），医生日常开处方、下诊断、发药等治疗执行的操作基本上都在HIS系统完成。

医院医疗活动的成本项目包括人员经费、卫生材料费、药品费、固定资产折旧费、无形资产摊销费、提取医疗风险基金和其他医疗费用等七大类。医院根据"业务活动费用""单位管理费用"会计科目下的相关明细科目归集获取各成本项目的费用，并根据上述成本项目进一步设置明细项目或进行辅助核算。按照医院管理的不同需求、成本核算的不同目的可再细分为不同的成本类别。例如，按照成本核算的不同目的，成本项目进一步划分为医疗业务成本、医疗成本、医疗全成本和医院全成本。

表6-1　医院的成本分类及计算方式

依据	类别	计算方式
计入成本核算对象的方式	直接成本	直接计入和计算计入
	间接成本	一般遵循因果关系和受益原则，将资源耗费根据动因（工作量占比、耗用资源占比、收入占比等）分项目追溯或分配至相关的成本核算对象
成本属性	固定成本	在一定期间和一定业务范围内，成本总额相对固定，不受业务量变化影响
	变动成本	成本总额随着业务量的变动而成相应比例变化
资本流动性	资本性成本	固定资产折旧和无形资产摊销费用
	非资本性成本	人员经费、卫生材料费、药品费、提取医疗风险基金和其他运行费用
成本核算的不同目的	医疗业务成本	医疗业务成本＝临床服务类科室直接成本＋医疗技术类科室直接成本＋医疗辅助类科室直接成本
	医疗成本	医疗成本＝医疗业务成本＋行政后勤类科室成本
	医疗全成本	医院各部门发生的各种耗费，以及财政项目拨款经费、非同级财政拨款项目经费形成的各项费用
	医院全成本	医疗全成本的各种耗费，以及科教经费形成的各项费用、资产处置费用、上缴上级费用、对附属单位补助费用、其他费用等各项费用

（依据列"医院管理的不同需求"覆盖成本属性、资本流动性三行）

此外，医院通过对成本范围进行界定，以确保成本范围与成本核算对象相适应，并在实际应用中，根据成本信息需求进行灵活调整。

表6-2　医院成本范围界定

核算对象	成本范围
医院整体	医院全成本，包括医院发生的全部费用：业务活动费用、单位管理费用、经营费用、资产处置费用、上缴上级费用、对附属单位补助费用、所得税费用、其他费用
业务活动	业务活动费用、单位管理费用
医疗活动	业务活动成本中与开展医疗活动相关的全部耗费

医院通过成本核算管理合理设置成本核算对象和成本项目，精确界定成本范围，确保成本核算的准确性和可靠性，充分反映成本信息需求，

为经营决策和资源配置提供科学依据。同时，医院根据不同的目标和需求灵活调整，以适应不同管理目标和政策要求。

2. 科学归集和分配业务活动成本

在确定成本核算对象的基础上，合理设置成本单元是关键。成本核算单元是成本核算的基础，根据不同的核算目的和服务性质进行归集和分类。

广东省生殖医院首先按照科室单元和服务单元设置医院成本核算单元。其中，科室单元指医院根据管理和学科建设的需要而设置的成本核算单元，例如生殖医学中心、妇科、门诊部、中医科等，主要用于科室成本核算、医疗服务项目成本核算、诊次成本核算、床日成本核算等。

为方便成本分摊及后期科室的拆分、合并，医院将整体科室设置体系扁平化，将科室层次分为两级。一级科室为大科室如妇科、男科等，二级科室在设置时根据门诊、住院划分，或者细分为各诊疗组/诊疗单元。在科室成本分摊时，无法细分到诊疗组的费用暂时放在公共成本单元科室，暂不分摊至具体门诊住院单元，等待进行三级分摊时再用合适方法分摊下去。在科室拆分、合并时，只需要新建一个框架或者删除一个框架，将下面的诊疗组直接指向新的框架即可。

其次，医院根据成本信息需求，设计合理的成本归集和分配方式。成本归集和分配方式充分考虑全局因素，避免分配过程的局限性，并采用科学的标准和分配方法进行归集和分配。为确保成本数据原始记录真实完整，医院加强收集、记录、传递、整理和汇总等工作，为成本核算提供必要的数据基础。在成本核算过程中，医院将成本归集和分配所需的数据进行系统化、标准化的管理和记录，具体数据包括以下三个方面。

（1）参与核算的部门：医院根据自身实际情况确定提供成本核算数据的部门，记录哪些部门参与了特定成本项目的分配，以及其相应的责任和义务。

（2）归集和分配流程：记录成本归集和分配的一般流程，明确成

表 6-3　医院各部门成本核算数据

涉及领域	成本核算数据
财务	各部门应发工资总额，邮电费、差旅费等在财务部门直接报销并应当计入各部门的费用；门诊和住院医疗收入明细数据
人事薪酬	各部门人员信息、待遇标准（包括职工薪酬、社会保障等）、考勤和人员变动情况
医保	与医保相关的工作量和费用
后勤	各部门水、电、气等能源耗用量及费用；相关部门物业、保安、保洁、配送、维修、食堂、洗衣、污水处理等工作量和服务费用
资产管理	各部门固定资产和无形资产数量、使用分布与变动情况，设备折旧和维修保养、内部服务工作量和费用
物资管理	各部门卫生材料、低值易耗品等用量、存量和费用
药剂	各部门药品用量、存量和费用
供应室、血库、氧气站	各部门实际领用或发生费用及内部服务工作量
病案统计	门诊、住院工作量，病案首页及成本核算相关数据
信息	负责医院成本核算系统的开发与完善，并确保其与相关信息系统之间信息的统一与衔接，协助提供其他成本相关数据
其他	其他与成本核算有关的数据

本归集和分配的方法和原则。例如，指定哪些成本由哪些部门承担。医院根据成本信息需求和《事业单位成本核算具体指引——公立医院》相关规定，对业务活动相关成本核算对象选择完全成本法进行核算，将业务活动费用、单位管理费用均归集、分配至成本核算对象。

（3）分配标准或方法：医院根据管理政策和业务实际情况确定归集和分配所依据的具体指标、数据，记录不同成本项目的分配比例或权重，计算各个部门的成本分配份额，运用科学具体的成本分配计算公式或算法，以确保分配过程的准确性和一致性。

按科室归集和分配医疗活动费用，医院首先区分业务部门、辅助部门、行政及后勤管理部门，并将开展医疗活动的科室划分为四大类：直接开展医疗活动的临床服务类科室、既直接开展医疗活动又为临床服务类科室提供服务的医疗技术类科室、为临床服务类和医疗技术类科室提供服务的医疗辅助类科室、开展行政管理和后勤保障的行政后勤类科室。

在科室分类的基础上，医院将业务活动费用归集和分配至各临床服务类、医疗技术类、医疗辅助类科室，将单位管理费用归集和分配至各行政后勤类科室。同时，医院将科室直接费用和间接费用区分开来，在遵循因果关系和受益原则的基础上，根据业务特点、重要性、可操作性等因素，选择合理的分配方法将科室间接费用分配至相关科室，将资源耗费根据资源耗费动因进行分配。

在完全成本法下，医院采用参数分配法将行政及后勤管理部门归集的费用分配至辅助部门和业务部门，或直接分配至业务部门；将辅助部门归集的费用分配至业务部门，参数选择人员数量、工作量、房屋面积等。例如，目前医院对物业费、保洁费、电费等与面积直接相关的按科室占地面积分摊，水费按照科室人数分摊。此外，医院信息系统及时更新面积、人数信息，确保分摊的准确性。

最后，医院选择合理的分配方法将业务部门各科室成本分配至不同的成本核算对象，如诊次、床日、医疗服务项目、病种、DRG等，以实现全面、准确的成本核算。同时，为数据管理提供依据，包括收集、归集、分配和分析各项费用数据，以确保核算的准确性和科学性。不同成本核算对象的核算方式参照《事业单位成本核算具体指引——公立医院》等相关规定执行。

表 6-4　医院不同成本核算对象的核算方式

核算对象	核算公式	分配/核算方法
诊次	全院平均诊次成本 =（Σ 全院各门急诊科室成本）/ 全院总门急诊人次 某临床科室诊次成本 = 某临床科室门急诊成本 / 该临床科室门急诊人次	直接计入、参数分配法
床日	某临床科室实际占用床日成本 = 某临床科室住院成本 ÷ 该临床科室实际占用床日数 全院平均实际占用床日成本 =（Σ 全院各科室住院成本）÷ 全院实际占用总床日数	
医疗服务项目	某科室医疗服务项目总成本 = 该科室总成本 – 药品成本 – 单独收费的卫生材料成本	作业成本法
病种	某病种总成本 =Σ 该病种每名患者成本 某病种单位成本 = 该病种总成本 ÷ 该病种出院患者总数	参数分配法（自上而下法）
DRG	某 DRG 组总成本 =Σ 该 DRG 组每名患者成本 某 DRG 组单位成本 = 该 DRG 组成本 ÷ 该 DRG 组出院患者总数	

（二）全程追踪，科学运用数据分析

为了确保全成本核算数据的准确性和时效性，医院建立了数据采集系统，实时收集各项成本数据，并建立了成本管理数据库，用于存储和管理成本数据，为成本核算提供可靠的数据基础。通过这样的数据量化管理方式，医院能够更好地掌握成本情况，且保证了成本数据的准确性和可追溯性。

医院核算人员按照要求将月度、季度、年度作为核算单位分门别类地编制成本报表，并按照相关政府主管部门的规定定期编制、报送成本报表；同时，医院定期开展成本分析，形成成本核算报告，并对成本核算结果和成本控制情况做出详细说明，提出成本控制建议，为医院决策与运营管理提供支持和参考。

表 6-5　成本报表按照不同的管理需要分类

依据	类型	内容
使用者不同	对内报表	为满足内部管理需要而编制
	对外报表	按照相关政府主管部门要求报送
核算对象不同	科室成本报表	直接成本表、全成本表、成本分摊汇总表等
	诊次成本报表	院级诊次成本构成表、科室诊次成本表等
	床日成本报表	院级床日成本构成表、科室床日成本表等
	医疗服务项目成本报表	项目成本汇总表、项目成本明细表等
	病种成本报表	病种成本明细表、病种成本构成明细表等
	DRG 成本报表	DRG 成本明细表、DRG 成本构成明细表等

1. 多层次开展成本核算分析

医院结合经济运行等相关信息，充分利用数据量化管理方式多层次、全方位开展成本核算分析，统计、核算、分析医院在运营方面投入的成本费用，找出成本的关键节点和削减空间，在落实管控的过程中，提高医院的经济效益。

在分析过程中，医院明确不同的分析目的，选择不同的分析方法。全面分析、局部分析和专题分析相互补充，使医院能够全面了解成本情况，深入研究细节，解决具体问题。同时，医院还根据指标比较的不同方法选择合适的分析方法，如比较分析法、结构分析法、趋势分析法和因素分析法，从而更准确地评估医院运营、科室运营成本表现，为成本管理和决策提供准确的参考依据。此外，医院还通过本量利分析方法，研究业务量和成本之间的变动关系，识别保本点以及制定相应的经营策略。最终，医院通过成本数据的比较分析，发现不同医院之间的差异，从中获取优势经验和最佳实践，以优化资源配置，提高资源利用效率。

2. 全方位加强成本分析运用

通过建立全面、系统的成本分析体系，医院深入了解各项费用的构成和分配情况，据此提出改进建议，制定相关措施，提升运营效能。成本分析的运用，为医院的成本控制和管理决策提供了有力支持。

（1）经营决策：通过对医院各项成本的详细分析，医院管理层可以做出更加明智的经营决策。例如，通过深入调查和分析各项成本升降的原因，医院全面了解成本的变动情况，并区分可控成本与不可控成本。这有助于揭示成本的内在规律，使管理层对成本变动有清晰认识。基于成本升降原因分析结果，医院制定有针对性的控制措施和策略，最大限度地降低成本支出，实现成本效益提升。

（2）服务定价：成本分析也是医院合理定价的重要依据。医院通过分析不同医疗服务的价格与成本之间的关系，确保医疗服务的价格与成本相匹配，使医院的定价更加合理和可持续，在保证医院经济可持续性的同时，满足患者的需求。

（3）预算编制：医院的预算编制需要依据过去的经验和成本数据进行合理的估算。成本分析为预算编制提供了可靠的依据，医院通过成本分析调整和优化预算计划、目标设定和绩效考核，确保预算的合理性和可执行性。

（4）资源优化：通过对各项成本的分析，医院可以找出浪费和冗余的资源，并进行优化。这样不仅可以降低成本，还可以提高资源利用效率，促使医院更好地配置资源，将有限的资源集中用于经济有效的服务项目上，从而优化医院的运营效益。

（5）绩效评估：成本分析也是医院绩效评估的重要内容。成本管控用于绩效考核，与绩效挂钩，使得成本管控有实际的执行力。医院通过对不同科室、项目的成本效益进行评估，形成成本管控的反馈机制，并与绩效考核相结合，形成有效的管理链条，提升运营管理水平。

（三）全员参与，实现成本有效控制

为保证医院成本核算工作正常有序开展，医院成立了成本核算工作领导小组，明确承担成本核算工作的职能部门。成本核算工作领导小组由党委书记、院长担任组长，成员涵盖财务、医保、物价、运营管理、医务、药剂、护理、信息、人事、后勤、设备、资产、病案统计等相关职能部门负责人以及部分临床科室负责人。

全成本核算需要一个良好的环境，只有自上而下贯彻落实，才能得到各个层面的支持和了解。医院强调全员参与的重要性，达成了共识和合作。通过月度、季度、年度全成本核算的定期分析、报告，各业务部门包括院领导、医务部门、信息部门以及各成本的承担者等，都积极参与成本核算工作，共同支持和参与成本控制的全过程。在全成本核算中，医院首先对开支的项目进行充分的论证，在确定开支后，会进行详细的核算，明确每项开支的用途和去向。这些核算细节会被清晰地记录，可以追踪到具体的科室和每个项目的开支情况。医院每年都会公开这些数据，向各科室展示他们的收入和成本情况，并与每个科室主任进行访谈，让他们了解整年的财务状况。通过这些沟通和反馈，每个科室都能清楚每个科室的收支情况。是否自负盈亏，科室主任们心里有数，以此增强对财务状况的认识和责任感。

此外，医院通过持续的宣传和培训，使全体员工认识到成本核算的重要性，并将成本节约意识融入医院的文化中，增强成本控制意识，强化成本控制责任和义务，使全院职工形成成本控制的意愿和习惯，让每个人都认识到，为医院节约一分钱成本就是为自己创造一分钱的价值，从而避免财务科孤军奋战的境地。这种全员参与的态势使得成本核算得以更加全面、准确地进行，从而实现了成本的有效控制。

为进一步加强与相关部门的沟通和协作，建立良好的信息共享机制，

共同推进全成本核算管理的效率和质量，医院持续加强全成本核算的信息化建设。通过整合各种信息系统的数据来源，如医院信息系统（HIS）、收费系统、财务系统、物资系统，以确保数据的全面性和准确性，同时将业务流程嵌入系统中，确保所有业务都经过系统记录，进一步确保成本数据的全面性。

良好的数据质量必须建立在系统前期设计和行政管理的良好基础上。只有规范和优化前端业务，使数据流在线上运行，后端采集的数据才具有意义。规范的方面包括但不限于用药规范、诊断规范、医嘱确认和执行确认等。在线上运行指的是从开方到缴费再到执行，整个过程都要在线上留下痕迹。特别是对于执行环节，以抽血为例，该项目可以在多个地点进行，但系统通常只能设置一个默认执行地点。通过执行系统，可以具体记录执行抽血操作的具体人员，从而实现后期数据核算的更精细化。

此外，医院建立了综合管理平台，汇总各信息系统的成本核算数据，实现定时提取、分析和比较成本数据。在数据收集和统计过程中，可能出现不同系统需要同一类数据的情况，这种时候需要保证不同系统取到的同一类数据通过同一出口输出，同时应保证两个系统的统计口径一致，否则将会给后期数据核对造成极大的困扰。因此，在构建全成本核算体系时，医院注重各系统之间的互联互通和整体规划，尽量减少人为干预，确保数据的统一性，从而确保数据传递的顺畅，以信息化建设和信息整合促进医院精细化管理。

延展阅读

从"耗材不看价格"到"一张纸算成本"

医院门诊部在全院率先实行全成本核算，并积极应对成本管理方面的问题。在过去，门诊部存在医生在出诊时电脑、电灯和空调未关的现象，同时耗材的使用也没有进行成本核算，导致浪费现象普遍存在。为了解决这些问题，门诊部采取了一系列措施。

首先，门诊部实行了诊室成本的独立核算，并要求对每个诊室的耗材进行登记。每月根据成本消耗情况，单独计算每个诊室和每位出诊医生的单月耗材量。通过与过去的情况进行对比，门诊部采取了按诊室和班次进行管理的措施，并记录和通报岗位期间未关电源的情况。这一制度的出台大大减少了门诊部的水电浪费情况，同时也减少了水电设备的维修频率。

在后勤成本中，用电成本是其中的一个主要方面。为了应对用电浪费的现象，门诊部通过加强成本管理意识和全成本核算的推行，严格约束了每个诊室的用水和用电，有效控制了后勤成本的消耗。

此外，门诊部还针对耗材的使用问题采取了措施。过去，许多医生在擦手时随意拿取两三张纸，对浪费问题缺乏意识。现在，门诊部要求登记放置常用纸的次数，并在月底进行纸张消耗的盘点。这一制度的出台使纸张的消耗明显减少。

时任门诊部主任钟兴明指出："数据的记录和分析发挥了重要作用。某些诊室虽然看诊人数不多，但纸张的消耗量却比其他诊室还大，这时候就可以追问其中的原因。通过这种方式，问题所在就能被发现。"

以往，耗材的使用往往缺乏对价格的敏感性，医生们常常随意使用，对成本关注较少。随着全成本核算的推行和资源规划系统（HRP）

的引入，医院的成本管理理念发生了根本性改变。如今，每张纸都被精确地算作成本的一部分，体现了医院对每个细节的精打细算和高度关注。

这种变革源于医院对成本控制的重视和全员节约意识的培养。通过全成本核算，医院能够准确了解每个科室的成本消耗情况，将耗材的使用纳入精细化的管理范围。员工开始认识到，每张纸的浪费可能在整个医院范围内产生巨大的影响，因此他们开始注重节约使用，将每一张纸都当作宝贵的资源对待。

这种转变不仅体现了医院管理理念的升级，也反映了对资源的珍惜和环境保护的责任感。医院的全员节约意识不断增强，每个员工都深刻认识到自己的行为对医院成本和资源的影响，因此更加慎重地对待耗材的使用。

通过全员的共同努力和持续的教育培训，医院逐渐形成了注重成本的文化氛围。耗材的使用不再是简单的行为，而是在全成本核算和高度透明的管理下，成为需要审慎考虑的决策。医生们开始意识到每一项耗材都有其成本，并在使用时权衡利弊，避免不必要的浪费。

这种转变不仅对医院的财务状况产生了积极影响，也体现了医院在可持续发展方面的责任担当。通过从"耗材不看价格"到"一张纸算成本"的变化，医院树立了以成本控制为核心的管理理念。

未来，医院将继续推进全成本核算的目标。通过不断完善资源规划系统并根据科室需求适时调整，实现每个科室、每位员工的投入产出数据的实时统计，逐步实现全成本核算的理想状态。全体员工也将进一步树立节约意识，减少资源浪费，实现更加精细化的成本控制。同时，全员节约意识的培养将进一步激发医院每个员工的责任感和参与度，推动医院走向更加可持续的发展。

第三节　设备物资管理

在现代医院管理中，医院设备物资，特别是医疗设备的供应和管理是一个至关重要的领域。医疗设备的现代化程度不仅是医疗、科研和教学等工作的基础，也是提升医学科学技术水平的关键条件。现代医院的临床学科发展在很大程度上依赖于先进设备，可以说设备的进步对临床学科的发展起着很大的作用。通过有效的设备物资管理，医院能够实现设备物资的合理配置和优化利用，提高后勤服务的质量和效率，从而提升精细化运营管理水平。精细化的后勤管理为医院创设了良好的工作环境和支持，提高了医护人员的工作效率和满意度，为医院的发展和竞争力提供了有力的支持。

一、精细化管理助力后勤降本增效

公立医院精细化管理是现阶段公立医院发展的必然趋势。精细化管理是通过规则的系统化和细化，运用程序化、标准化和数据化的手段，实现组织管理各单元的精确、高效、协同和持续运行。精细化管理注重全面管理、全员管理和过程管理，强调细节管理，以提高医院的竞争力和绩效。

过去，医院后勤管理往往存在管理模式粗放、数据不完善、工作流程不规范等问题。为了适应现代医院发展的要求，推行医院后勤保障精细化管理是必要的。树立先进的精细化管理理念，突出服务功能，已成为医院后勤管理发展的主旋律。

医院后勤精细化管理的三个原则是关注精细、立足专业和科学量化。关注精细要求后勤管理在各个方面、各个环节都要做到细致入微，注重细节管理，全员参与，提高后勤工作质量。立足专业是指后勤工作需要专业技术支持和符合行业法规的管理，以确保各项工作的专业性和质量。科学量化是实现精细化管理的重要原则，医院首先必须摸清基础数据，制定工作流程，并通过数据来衡量后勤工作结果。医院后勤标准化是实现精细化管理的基础，它要求医院综合考虑后勤工作的多样性和复杂化，制定标准化工作流程，通过建立后勤质量体系将各类标准细化为可操作的流程，确保后勤工作的执行和质量。

设备物资的精细化管理在医院后勤管理中扮演着不可或缺的角色。医院设备物资管理涉及三个方面的内容：医院设备采购管理、医疗设备使用管理、医院供应链管理。医院设备一般分为医疗设备、科研教学实验室设备、信息类设备及通用设备四大类，其中，医疗设备是主流设备，也是医院在运营过程中使用的主要工具。

医院设备物资的精细化管理的具体体现为：

首先是医院设备采购管理，通过寻找、评估产品与供应商，监督实物供给活动，以获取所需数量和质量的产品和服务。采购的目标不仅仅是用最少的钱买到最好的商品，同时也要为医院降低成本、提高产品质量和增强竞争力。

其次是医疗设备使用管理，包括操作使用管理、维护管理、维修管理、计量管理、质量控制管理和固定资产管理等方面。这些管理措施旨在保证医疗设备的安全、有效和经济使用。通过提高设备性能、降低故障率、提高使用率和延长使用寿命等手段，实现设备的优化利用，减少维修和更换成本，确保医疗工作的顺利进行。

最后是医院供应链管理，通过对物流、信息流和资金流的管理，保障物资的安全和及时供应的同时，追求最低成本和最大效益。医院供应链管理的有效性对整体运营效率至关重要。通过高效合理的供应链管理，医院可以优化物资流动，降低库存和运输成本，提高供应效率，确保医疗物资的供应和调配能够满足医院的需求。

公立医院要通过设备物资的精细化管理，实现后勤降本增效，优化医疗资源配置，提高医疗服务质量，促进医院整体运营管理水平的提升。

二、数据量化管理在设备物资管理中的实践

数据量化管理在设备物资管理中的应用可以实现对各项物资的有效管理。通过借助先进的设备进行物资的统一调配，可以避免物资短缺的问题。而充分利用大数据进行物资管理，可以实时监控各项物资的总量和使用情况，并对每月的用量进行详尽分析，准确了解各项物资的具体应用数量，进而为物资采购和管理部门提供准确的决策信息。数据量化管理的应用不仅提高了物资管理的精确性和效率，还为医院的资源配置和决策提供了有力支持。

广东省生殖医院以数据量化管理为基础，从医院设备采购管理、医疗设备使用管理、医院供应链管理等方面实施医院设备物资的精细化管理，以此提升后勤管理水平，并进一步激发医院运营效能，提高医院综合管理水平。

（一）科学论证，规范开展设备采购

医院设备采购的主要环节包括需求论证、审批立项、采购执行、合同管理和验收入库，解决为哪些科室买什么类型设备，买什么配置设备，买多少以及如何买的过程。这是采购配置工作中非常重要的内容，在每个环节中，数据量化管理的应用都起到了重要的作用。

1. 需求论证

医院各部门根据自身需求提交设备需求，医院医学装备管理委员会相关部门从投资效益预测、市场调研、配套设施条件、使用人员与技术售后服务与运行成本等方面进行论证。

（1）需求计划

各业务科室按照规范要求，加强计划管理，单价≥5万元或一次批量预算≥10万元的医学装备均应纳入年度医学装备采购计划管理，年内同种医学装备临购流程不得超过两次。

各业务科室通过科室核心小组集体讨论并达成共识，经2/3及以上成员签字同意，于每年1月15日前向院办提交当年年度医学装备采购计划，并须填写"年度医学装备采购计划表"。"年度医学装备采购计划表"内容包括设备名称、数量、预算；型号（规格）、生产厂家，申购主要理由、配套耗材（试剂）的使用情况、现有同类设备数量、配套工作条件；简明扼要的成本—效益分析（投资回收期）、收费项目名称及标准。单价≥50万元的医学装备采购计划，还需提交"贵重医学装备购置可行性论证表"，论证内容包括但不限于申购必要性、成本—效益分析（社会效益和经济效益）、主要技术要求、配套耗材（试剂）的使用情况和环境要求、不同品牌之间的比较等。

科主任将经分管院领导审核过的"年度医学装备采购计划表"（电子版和签名纸质版）递交给院办（预算单价≥50万元的贵重医学装备需提交"贵重医学装备购置可行性论证表"），对于未按时间和质量要求递交论证表的项目不予提交医学装备管理委员会讨论。"年度医学装备采购计划表"和"贵重医学装备购置可行性论证表"的内容作为购置设备和考核绩效的主要依据。

对于临时申购没能召开集体论证会的设备，由需求科室在办公内网提交包含申购理由等信息在内的"万元以上医学装备临时购置申请表"，根据预算额由相应人员进行论证审批。医院不接受超过5万元的临时申购，如业务发展确实需要的，通过医学装备管理委员会论证后，定期汇总提交院长办公会和党委会讨论。

（2）调查论证

为做好年度预算编制工作和各科室年度医学装备采购计划论证，医院办公室（设备）、医教科将收集到的各科室医疗设备申请数量和金额进行汇总，并分别就各个科室、各个医疗设备购买必要性进行询价，充分做好上会前准备，提出包括型号和参数、购买理由、职能部门意见等建议，形成"年度医学装备论证会前期调研报告"。

医学装备管理委员会主任委员召集委员召开医学装备管理委员会会议，需求科室代表现场简要陈述申购理由，委员会结合医院年初设备投入总预算和医院业务实际发展情况，对各科室申购的设备进行科教研、经济和社会效益的分析，独立、逐项给予评级，委员会秘书计算出最终评级结果，收集并汇总"年度医学装备论证评审表"（投票结果），做好"年度医学装备管理委员会会议原始记录"，并上报院长办公会决策，确保决策过程符合医院的管理规范和相关法规要求。

表 6-6　年度医学装备论证评审表（样表）

科室	装备名称	型号和参数	是否进口	数量	报价总价/元	预算总价/元	购置建议		
							优先购置	暂缓购置	不予购置

需求论证有助于确保设备采购的合理性和必要性，有助于评估设备的经济效益，确保设备的投资能够获得合理的回报。医院办公室主任范强解释称，医院进行大型设备采购前会进行论证，确定是否需要购买。科室被要求编写设备采购的可行性报告，其中包括设备带来的收益。首先要明确为何需要购买该设备，这台设备购买后对科室业务发展或学科发展有何作用，这是通过数据来衡量的。然后需要确定购买该设备所需的人员和场地等后勤配套条件，如果这些条件不具备，就需要考虑进行何种改变。例如，购买四维超声设备可以进行输卵管造影，就需要考虑是否需要对场地进行改造，以及人员是否具备进行四维超声造影的水平和资质。以前进行

输卵管造影一般使用 X 光，但是由于放射会对怀孕产生影响，至少要在三个月内避孕。对于一些情况紧急的患者来说，使用超声造影就不会受到影响。购买后还需要进行使用效果评估和专项审计，以审核这台设备是否发挥了预期的效益，是否符合可行性报告中的预期。

2. 审批立项

医院设备采购所有资金都纳入预算管理，规范的立项审批流程有助于强化内部控制和监督机制。通过明确的审批程序和责任分工，可以确保决策的合规性和合法性。审批流程中的各个环节需要进行审核和核实，从而避免违规行为和腐败现象的发生。正如党委书记、院长李观明所强调，"医院全体员工要努力做到自我监督，并以数据管理为基础，努力推进廉洁建设。在设备、药品、耗材和基建方面，坚持按照规定的流程和合规要求推进工作，我们只关注质量和价格，并根据标准和成本进行决策，从不推荐供应商"。

表 6-7　年度医学采购论证与评审

采购类型	申购预算额	立项审批
年度采购计划	单价 ≥ 5 万元或一次批量预算 ≥ 10 万元	一律交院长办公会讨论立项
	≥ 20 万元	经院党委会讨论通过后立项
临时性申购计划	5–20 万元	经院长办公会审批后立项
	< 5 万元	走办公内网"零星小设备购置申请"，经医教科、院办、分管副院长审批后直接采购

3. 采购执行

经论证审批后，医院办公室按业务发展所需设备的紧迫性和重要性分批安排采购。采购方式有公开招标、竞争性谈判、单一来源采购、询价采购、直接跟标（参照）采购。

按照相关文件要求，医院利用自筹资金采购预算额≥100万元的设备或服务应委托代理机构组织公开招标；利用自筹资金采购预算额＜100万元的医学装备或年保服务，可在院内采取竞争性谈判、询价方式采购，也可委托代理机构组织公开招标；财政拨款的设备或服务项目的采购，需严格按省财政厅、省科技厅、省卫生健康委的有关规定执行。

（1）招标采购

医院通过数据量化管理确保了招标采购流程的规范和透明。首先，需求科室主任将用户需求提交给医院办公室，对预算单价≥100万元的医学装备进行院内外专家论证。其次，医院办公室审核并完善用户需求，同时制定根据业务发展需求紧迫性和重要性的分批采购计划，遵循招标管理流程进行招标、公示。最后，在采购完成后，医院办公室通知中标单位签订医疗设备采购合同，保证整个流程的规范性、公正性和透明度，确保了医疗设备采购的合理性和适用性。

（2）询价采购

医院通过数据量化管理确保了询价采购流程的严谨公正。需求科室原则上提供不少于3个满足使用需要的不同品牌型号的产品，以确保竞争性。医院办公室审核后进行询价，了解各品牌型号的性能与价格，如有必要，协助安排其他医院的参观考察，以获取更多信息。随后，医院办公室根据业务发展的需求制定分批采购计划，组织设备购置询价会，参会人员包括需求科室的询价小组和分管副院长。询价过程中，通过性价比、货期和售后等方面的谈判，选择性价比较高、符合科室需求的产品成交。对于已有采购记录的设备，根据市场价格变动情况决策是否重新询价采购。询价会结束后，医院办公室将会议纪要提交给科室主任复核，并经分管院长和（或）院长审批。最终，在询价工作完成后，通知成交人与医院签订医疗设备采购合同，确保了整个流程的规范性和透明度以及医疗设备的合理采购。

4. 合同管理

在数据量化管理的指导下，合同签订阶段具有特定的操作流程。医院在与供应商达成采购合同时，数据量化管理能够帮助监控合同条款的一致性，同时记录关键数据如合同金额和交货日期，以确保合同的合规性和执行情况的可追溯性。

合同的准备和审核是首要环节。承办部门拟定合同初稿，其他部门进行会签并进行财务审核、审计审核以及法律顾问审查。此过程中，数据量化管理的原则可以确保合同内容的准确性、完整性，合同内容的数据得到量化处理，以确保真实性和合法性。

合同审批是确保合同合规性的重要环节。医院设立不同层级的合同审批权限，包括院长、分管院领导以及院长办公会、党委会等。数据量化管理在此过程中有助于对合同金额和性质进行分析，以确保合同审批的逻辑性和合理性。

此外，合同印章的管理和编号也是关键环节之一。医院设立合同专用章，并确保章的使用受到限制，避免滥用或越权。合同编号规则的设定同样需要数据量化管理的支持，以保证编号的系统性和便于管理。

最终，通过明确具体、文字清晰的表述，确保合同涉及的权利、义务、数量、质量、价格、履约方式和合同期限等条款准确规定。数据量化管理在这一过程中能够提供数据支持，确保合同的条款反映实际情况，从而确保合同的有效性和合规性。

5. 验收入库

在数据量化管理的指导下，验收入库阶段形成了规范的操作流程。在确保采购医学装备符合质量标准和规格要求方面，数据量化管理发挥了关键作用，对所采购的设备进行了详细的质量评估和性能测试。

验收过程开始于制作验收清单，以便核对合同条款中的各项内容，如标的、数量、质量、价款或报酬、履行期限、地点和方式等。数据量化管理的原则可以确保清单的准确性和条款的一致性。

同时，数据量化管理对于材料的收集和记录也有助于确保合同事项的有效处理。合同涉及的各类材料，包括合同文本、补充协议、可行性研究报告、对方当事人资质材料等，均被妥善保管，并作为合同档案的一部分，为合同的归档提供依据。

在验收设备时，数据量化管理可通过对采购设备的数据记录和分析，与合同约定的验收标准进行比对，以确保设备的质量和性能符合预期。这有助于监控供应商的履约情况，同时保证采购设备达到质量标准。

综上所述，数据量化管理在验收入库阶段的运用，为医院提供了有效的质量评估工具，确保采购设备符合合同标准，并在整个流程中提供了数据支持，以监控合同执行情况。

（二）动态监测，完善设备全生命周期管理

医疗设备作为精密仪器，在医院的高频使用中常遇到各种问题，因此，确保医疗设备的安全稳定运行对于医院的正常运转至关重要。

广东省生殖医院以全院医疗设备外包运营管理的模式，利用数据动态监测，实现了设备全生命周期管理的完善。通过建设医疗设备管理系统，医院加强了对设备管理过程的监管和考核，并实现了设备管理质量的可视化。设备维护、维修过程从前端需求到处理结果都进行全流程闭环管理，包括接单处理、维修过程和情况反馈等，通过信息系统及时进行设备保养智能提醒。此外，医院还建设了基于维修过程的知识库体系，方便工程师及时了解历史问题和历史维修记录，从而快速定位和解决问题。

1. 建立设备档案资料

设备档案资料的建立主要目的是方便查询和设备维护保养，并为设备故障规律的分析和研究提供信息支持。设备档案资料涵盖了设备的基本情况、安全管理、技术文档以及运行记录等方面，并根据变化及时进行更新。例如，通过建立设备资产档案，广东省生殖医院实时掌握全院医疗设

备资产数据以及新增采购情况，包括设备数量、设备原值等详细记录。

设备档案可以分为管理性档案、技术性档案和运行记录档案等几类。管理性档案包括设备的基本资料、人员培训、安全与应急管理以及承包商管理等内容；技术性档案包括设备系统图、出厂合格证、维护手册和操作使用说明书等；运行记录档案则包括设备的运行记录、维修保养记录、故障分析处理记录、安全检查记录、劳动纪律记录、培训考核记录以及应急预案演练记录等。

2. 掌握设备运行状态

通过建立设备档案并及时更新，如设备运行日志和设备维修记录等，广东省生殖医院能够动态监测设备运行情况，从而促进了设备全生命周期管理的完善。

首先，医院高度重视设备的运行状态记录。通过设备运行日志的记录，医院可以了解设备的日常运行情况、使用频率和工作负荷等信息。这有助于医院全面掌握设备的运行状况，及时发现潜在问题和异常情况。

其次，医院建立了设备维修记录系统。设备维修记录包括设备维护保养、维修和故障处理等方面的信息。医院将这些记录纳入设备档案中，对设备维修情况进行全面记录和归档，同时，确保维修前有审批，维修后有验收，日、周、月、年度项目清单报表、预算报价明细清晰可见，维修项目服务对账结算、审计部门查账有依据。此外，通过维修记录的收集、储存、统计、分析、处理和反馈等，医院可以了解设备的故障类型、维修周期、维修费用等信息，为设备维护保养提供依据。

医院利用这些记录数据进行动态监测，采用信息化系统进行设备运行状态的监控和管理。通过对设备运行日志和维修记录的分析，医院可以实时监测设备的运行状况，更加精确地评估设备的健康状况，及时发现设备故障、预测设备维修需求和制定维护计划，提高设备的可靠性和稳定性，延长设备的使用寿命。医院还可以通过数据分析技术，发现设备故障的规律和趋势，为设备维护管理提供科学依据。

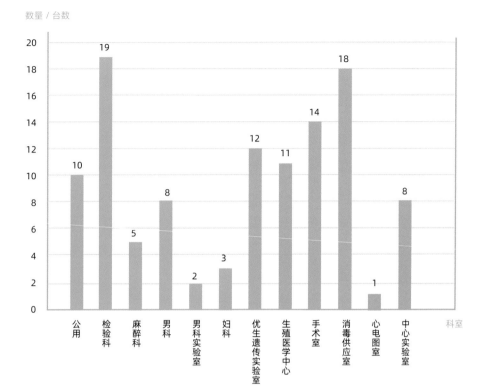

图 6-1 2022 年各科室医疗设备维修情况

3. 规范设备操作行为

医疗设备的操作使用管理旨在确保医疗设备的操作使用质量。设备的操作使用质量不仅取决于设备本身的内部因素，还受到操作者的能力和熟练程度等人为因素的影响。为进一步完善医疗设备操作使用管理，广东省生殖医院从以下几个方面做好工作：

医院建立了安全操作相关的规章制度，明确了设备操作使用的责任和要求。这些规章制度包括设备操作的标准化流程、安全操作指南以及事故应急预案等。通过建立规章制度，医院能够规范设备的操作行为，提高设备的使用质量和安全性。

医院配备了经过合格培训的操作者，包括医学工程技术人员和医疗设备操作人员。这些操作者必须持有相应的证书才能上岗操作设备。医院通过建立操作人员培训考核机制，定期通过设备操作的准确性、操作效率、事故率等方面的数据指标对操作者进行培训考核，相关记录表提交科室存档。通过定量评估操作者的表现，医院能够及时发现操作技能的不足之处，并提供相应的培训和支持，以提升操作者的能力和熟练度。

医院还利用数据分析技术对设备操作过程中的错误和事故进行统计和分析。通过记录和分析设备操作记录和事故报告，医院能够发现操作者常见的错误类型和操作风险，从而采取相应的措施，如制定更详细的操作流程、加强培训和警示等，以降低设备操作风险和提升操作质量，从而提升操作人员的技术水平和专业知识，使其能够适应不断更新的设备技术，提高设备操作的效率和质量。

4. 制定设备维保计划

维护保养工作对于降低设备故障率、保证安全性和提高使用效率具有重要作用。为了在有限资源下对各种维护工作做出最佳安排，广东省生殖医院制定了不同层次的维保计划，包括年度计划、季度计划和月计划，以数据动态监测的方式记录设备维保内容，包括设备及附属设施的巡视检查、改造和更换等，从而实现了设备全生命周期管理的完善。在这一过程中，医院运用数据分析和量化管理的方法，以提高维保效率、优化资源利用和降低故障风险。

医院加强了设备巡检工作。通过月度巡视和检查设备，医院能够及时发现设备运行中的异常情况和潜在问题，降低设备因小故障升级为大故障的概率，有效实现"以养代修"，以减少设备故障的发生和对患者安全的影响。巡检工作的数据动态监测记录了巡检的结果和关键数据，例如设备运行状态、参数读数和设备外观等。这些数据通过分析和比对，可以发现设备的变化趋势、潜在故障风险以及巡检工作的效果。医院根据数据分析结果，采取相应的措施，修复或更换有问题的设备，以提高设备可靠性和保障医疗工作的顺利进行。

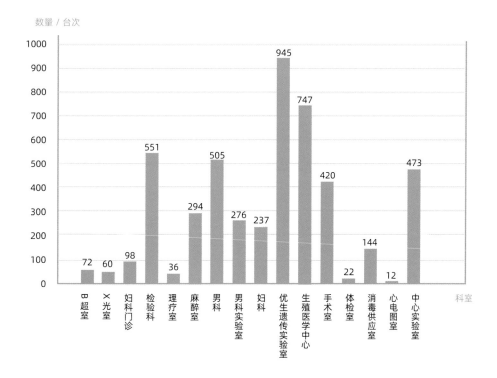

图 6-2　2022 年各科室设备巡检情况

广东省生殖医院遵循计量管理相关规定，对列入强制检定目录的工作计量器具进行强制检定。如果发现设备在计量方面存在问题，医院会立即进行维修或更换，同时，对所有设备的检测情况都进行详细记录，以确保计量器具的准确性，确保设备投入使用时符合质量管理要求，进而保障患者的健康安全。强检的数据动态监测记录了检测过程和结果，包括设备的各项性能指标、故障诊断和修复情况等。通过对这些数据的分析和评估，医院可以制定针对性的维护和改进计划，提高设备性能的可靠性。

医院利用数据分析和量化管理方法对设备巡检和强检的结果进行评估和优化。通过建立绩效指标和监测体系，医院定期评估巡检和强检工作的执行情况和效果，包括巡检覆盖率、发现问题的准确性和处理及时性等。通过量化管理，医院及时发现巡检和强检工作中的问题和改进机会，并采取相应的措施进行持续改进。此外，医院还借助数据分析工具，对巡检和强检的数据进行统计和分析，识别设备的故障模式和趋势，为设备维护计划的制定提供科学依据。

此外，医院注重设备保养的重要性，以提高设备的可靠性、延长设备的使用寿命和降低故障率为目标采取了一系列措施。

医院首先制定了详细的设备保养计划，包括定期保养、预防性维护和紧急维修等各个方面。这些计划按照年度、季度和月度制定，并根据设备的特点和重要性确定保养频率和内容。其次，医院利用数据动态监测设备保养情况。通过设备保养记录和相关数据的收集与分析，医院能够实时了解设备的运行状态、保养情况和故障频率等关键指标。这些数据分析可以帮助医院发现设备保养的短板和问题，及时调整保养计划，并采取针对性的措施，以提高设备的维护效果和保养质量。医院注重量化管理，在设备保养过程中使用量化指标进行评估和监控。例如，设备可用率、平均故障间隔时间、平均维修时间等指标被用于衡量设备保养效果。通过对这些指标进行监测和比较，医院能够评估保养措施的效果，并做出相应的改进和调整，以不断提升设备的性能。

随时随地掌握医疗设备运行状态，通过信息技术进行医疗设备全生

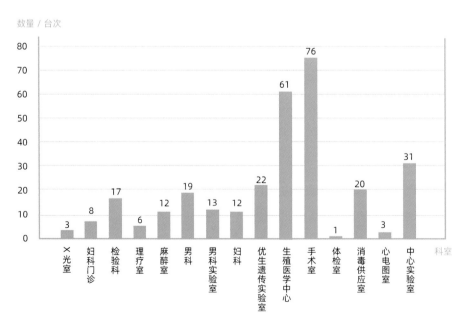

图 6-3　2022 年各科室设备预防性保养情况

命周期管理是实现医疗设备精细化管理的必由之路。医院通过制定不同层次的维保计划，利用数据动态监测和量化管理，实现了设备全生命周期管理的完善。首先，医院持续推进设备档案管理工作，完善现有档案，整理新验收设备的纸质档案，以确保档案管理的全面性和准确性。其次，医院定期开展培训工作，致力于提升操作者的技能和规范化水平，以确保设备操作使用的合规性和安全性。此外，医院还继续系统地、有计划地完成设备的巡检和保养工作，并配合科室做好关键设备和高值设备的巡检和保养。这些措施有助于确保设备的正常使用，进一步优化了设备维保工作的规划、执行和评估，提高了设备的可靠性和安全性，最大限度地延长了设备的使用寿命，为医院的医疗工作提供了可靠的支持。

（三）数据跟踪，优化物资供应链管理

医院供应链管理是指医院对物资采购、库存、配送、使用等环节进行全面管理，以保证医院的正常运转。医院供应链管理的目标是在保障物资使用安全、及时供应的基础上，使医院以最低成本达到整个供应链的效益最大化。物资供应链管理的效率和质量直接影响到医疗服务的水平和成本。因此，广东省生殖医院充分利用信息化技术和数字量化管理，优化医院物资供应链管理，提高物资利用率，降低浪费。

医院建立了物资供应链管理系统，采集和记录物资采购、库存、消耗等数据。这些数据被分析和评估，以了解物资需求、消耗模式和趋势，为供应链管理决策提供依据。

1. 准确预测需求，合理进行采购

医院通过对历史数据和患者就诊信息的分析，准确预测医疗物资的使用量和需求量，避免过量或不足的供应，提高物资采购的效率和准确性。通过数据跟踪，医院准确掌握物资的库存量、消耗量、有效期等信息，从而制定合理的采购计划，避免过度采购或缺货风险，降低采购成本和库存

占用。

　　基于预测的需求量，医院制定规范的新物料采购申请流程。科室需要根据实际需求，提前向采购部门提交物料采购申请。采购部门根据预测的需求量和预算限制，审核和批准采购申请，并与供应商进行物料采购协商和谈判。通过规范的采购申请流程，可以避免过度采购或不足采购的情况发生，确保物料供应与需求的匹配。

　　此外，医院建立监控和评估机制，定期对物料采购情况进行跟踪和

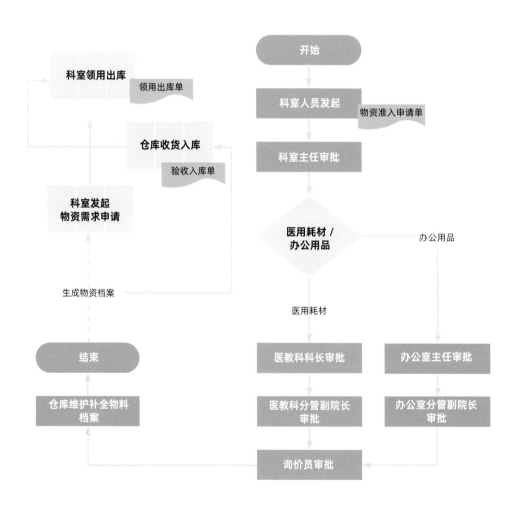

图 6-4　新物料采购申请流程

评估，通过与实际使用情况的比对，评估预测的准确性和采购的有效性，及时调整预测模型和采购策略，以不断优化物料采购流程。

2. 规范库存管理，提升使用效果

医院有效利用数据量化管理的方式进行库存管理，提高了物资管理的效率。准确的入库流程和出库流程，规范的盘点和资产清查，以及合理的报损处理，确保了物资的准确记录和使用安全，从而提高了物资管理的效率和精确性。此外，医院通过数据分析，优化库存管理，确保适当的库存水平。准确的库存数据和消耗预测帮助医院避免库存积压或库存不足的情况，降低库存成本并提高物资供应的灵活性。

（1）专人管理和细致的物资分类：医院指定专人管理库房，并要求对物资进行分类存放，放置醒目标识，保持整洁有序。同时，医院坚持先进先出原则，控制支出成本。

（2）规范入库流程：医院对办公用品、杂物、医疗用品的入库进行严格管理。仓管人员负责收货并验货，核对采购物品的名称、数量、单价、金额、有效期等信息。只有经过清点和核对后与送货单和发票相符的物品才能入库。入库时，仓管人员填制入库单并输入库房明细账，确保入库信息的准确记录和追踪。

（3）规范出库流程：医院要求在办理入库手续后才能领用医用品、办公用品及其他物资。领用时，领用人必须提供领用单，该单需要经科室负责人签字并由仓管人员核实后方可出库。医院还对固定资产进行登记和造册，确保资产的合理使用和追踪。

（4）周期性盘点和资产清查：医院定期进行库存盘点，尤其是季度末的实地盘点。仓管人员制作库房汇总表，包括当季的库存、出库物品的品种和数量，计算当季结存数。如有盘亏或盘盈，需填制盘亏、盘盈表，并经领导批准后由财务部门进行处理。此外，医院还进行资产的随机抽查和年度总盘点，以跟踪资产的增减变化和反映盈亏情况。

（5）报损处理：对于医疗设备等固定资产的报损，医院按照相关流

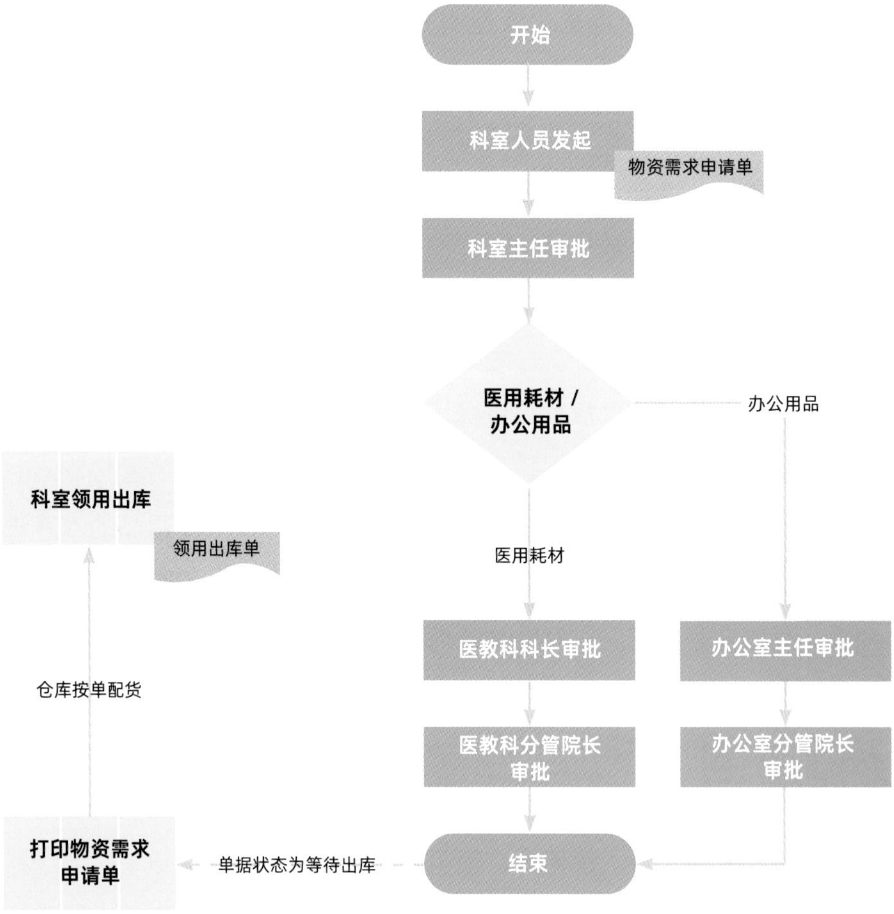

图 6-5　物资需求申请流程

程进行报批。对于其他物资的报损，需由部门负责人填写报损申请，经相关部门鉴定并经院长审批后，财务部门进行账务处理。

在优化库存管理的基础上，医院创新执行二级仓库管理模式，为每个科室设置了二级仓库。二级仓库作为科室级别的物资管理单位，可以满足科室对特定物资的需求。每个科室可以根据自身的需求和使用情况，有针对性地管理和存放物资，确保物资的及时供应和方便取用。科室需要对物资进行入库和出库记录，进行库存盘点，控制物资的使用和消耗情况。这种精细化管理一方面可以帮助科室了解物资的实际需求，避免物资的过度消耗或浪费，提高物资的利用效率，另一方面也使得医院对物资的使用情况进行全程监控成为可能。

3. 信息化技术支持，提高流转效率

医院通过数据跟踪物资的流转情况，实时了解物资的位置、状态和使用情况，从而提高物资的利用率和效益。

医院物资的有效配送离不开信息化技术的支持。通过医院财务管理系统、成本核算系统、预算管理系统、物流管理系统、固定资产管理系统等各项业务数据的关联，医院能够全面收集、记录和分析与物资流转相关的信息。这包括患者需求、库存情况、采购计划、运输安排等内容。借助信息化系统，管理者能够实时监控库存水平，及时了解物资的流向，并能够准确安排物资的配送和调拨。

同时，信息化系统的运用使得物资流转过程更加高效和透明。系统提供的可追溯性功能能够追踪物资的来源、流向和使用情况，确保物资的质量和安全性。此外，信息的共享也促进了供应链中各个环节的协同工作。不同部门之间能够更好地协调和合作，优化物资的流转速度和效率。管理者还能够根据系统提供的数据和分析结果，制定更精确的策略和决策，提高整体物资供应链的效能。

后勤数据量化：进出有数，控费降本

医院办公室承担着耗材设备采购、安保和消防、水电保障等重要任务，在医院的后勤管理中扮演着重要的角色。作为后勤大管家，办公室始终秉持着"马上就办，办就办好"的理念，注重工作的及时性和质量。这种理念已经在办公室内部得到推广，并在全院范围内形成共识。

办公室致力于为各科室提供优质的服务。例如设备维修，当出现维修任务时，工单会直接指派给相应的人员，并由小组负责人进行人员调配，以提高问题解决的效率。过去，科室维修需要直接联系办公室，自引入了医院资源规划系统（HRP），科室可以通过该系统申请维修服务。申请经过相关部门和领导的批准后，医院办公室将任务分派给维修人员进行处理。维修完成后，申请人在系统中确认，从而形成了闭环管理。这种改变使得维修流程更加清晰可见，数据信息一目了然，方便办公室和财务科进行预算和绩效考核。

此外，医院实现了物资调拨的智能化管理，给后勤工作带来了显著的改进。如今，科室需要物资时，可以通过 HRP 向仓库下单申请。仓库收到申请，就会及时检查库存情况，并根据需求配货，同时在采购系统中下单进行补货。这种智能化的管理方式极大地方便了物资的调配和管理，提高了效率。医院的办公用品和医疗物资一旦入库，各个科室就可以按照规定的时间和地点领用，大大方便了医院对物资消耗的统计和成本核算。

为了加强科室物资的监管，医院还引入了二级仓库管理办法，确保物资的使用情况清晰明了。每个科室都会设立二级仓库，物资进出仓库时都要进行盘点,并在系统中留下记录,以便统计科室的单月消耗量和物资的流向。通过每月的盘点工作,医院能够清楚地了解每一件物资的使用情况。

办公室主任范强解释道:"物资领走了以后,各个科室怎么使用要有具体的流向可追溯。各个科室设立了二级仓库,即二级库管理。从医院总库领出的物资,科室会形成一个小型库存管理系统,由科室负责物资的入库和出库操作。"通过二级仓库管理系统,医院能够对物资的使用情况进行全流程追溯,方便统计科室的成本和产出。

通过精细化的仓库管理系统,医院逐渐建立起了一套完善的院内物流管理体系。物资的申领、计划、采购、入库、出库、消耗等全过程都变得透明可控,同时还能有效记录物资的效期、批次、货位等重要数据指标,确保物资的质量与安全,并降低物资的成本,精细化管理也大大提高了后勤保障的效率。

医院办公室积极推动办公无纸化转变,简化审批手续并采用电子审批方式,从而减少了纸质文件的使用和存储,提高了办公效率,也更加环保。这一转变不仅节省了大量纸张和打印成本,还使办公工作更加便捷高效。

医院办公室借助资源规划系统(HRP),实现了对后勤工作的全面智能化管理和协调。系统化的数据记录和信息管理使后勤工作流程更加高效便捷,降低了人为错误和信息丢失的风险。通过系统的指导和自动化流程,办公室能更好地协调各项资源,提高工作效率和资源利用效果。

医院通过全成本核算管理,深入了解每个环节的成本构成,并通过系统化数据分析揭示了潜藏的成本节约空间。通过深入分析和精确统计,医院准确掌握每个环节的资源利用情况,制定精确的成本控制策略,最大限度降低成本,提高效益。例如,在后勤管理中,医院将

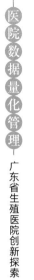

科室的水电费纳入核算范围，逐步推进科室水电独立核算工作，实时统计每个人和每平方米的投入产出数据。这些统计数据不仅有助于精细化的账单管理和成本控制，也为医院的预算编制和绩效考核提供可靠依据。

全面智能化管理协调让后勤工作逐渐精细化、系统化、标准化、数据化，从而实现控费降本、提质增效，为医院创造经济效益提供坚实保障。

本章小结

本章详细介绍了广东省生殖医院在运营量化管理方面的创新实践。全面预算管理作为一种全过程、全方位、全员性的管理，为医院提升财务管理水平奠定了基础。医院在预算编制、执行和评价方面充分发挥数据量化的优势，建立了高质量的预算管理体系，有效监测预算执行情况。全成本核算通过全员参与、数据分析、成本分析等手段，实现了成本管理的精细化，为医院资源配置、流程优化、经济效益提升提供了有力支持。设备物资管理方面，医院通过信息化手段实现了设备物资的精细化管理，提高了设备使用效率和物资流转透明度。这些创新实践使广东省生殖医院在医院运营中更加精细化、高效化，有效提升了医院的服务质量、经济效益和可持续发展水平，树立了良好的管理典范。

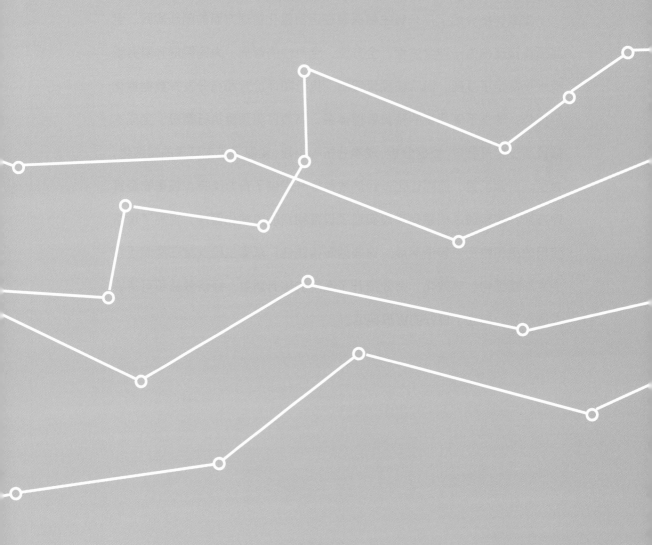

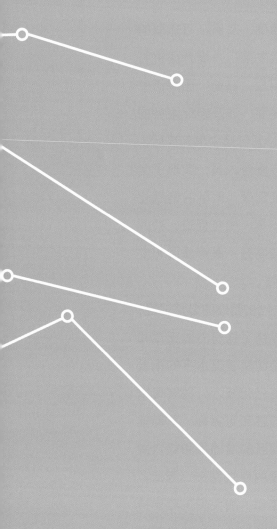

第七章

医院信息化建设

　　数据量化管理的实现，准确、及时、可抓取的数据是关键。信息技术的迅猛发展，为提升医院管理效能和质量提供了工具和手段。目前，医院信息化已涵盖了医疗工作的方方面面、涉及诊疗服务的各个环节，从线上到线下、从诊前到诊中再到诊后，从患者到医务人员再到第三方服务人员，实现了全员覆盖、全流程可控、全方位管理。医院的信息化需求和信息化项目建设相互支撑、相互促进、共同发展，推动医疗服务效率更加高效、医疗质量和安全更加可靠、决策管理更加精准。

　　信息化管理是医院走向现代化管理的必然途径，信息化建设为现代医院管理提供了强有力的支撑和抓手，医院信息化应用水平是医院管理水平的重要体现。通过充分利用先进的信息化技术，医院可以提高信息数据的时效性、完整性和可靠性，从而推动管理干预的及时性、问题判断的准确性和综合决策的科学性，实现 PDCA 管理的良性循环。因此，医院要高度重视信息化建设工作，加大投入和支持力度，推动医院精细化管理不断深入，为现代医院管理腾飞插上信息化之翼。

第一节 信息化建设夯实管理基础

数据量化管理通过采集、分析和应用大量的医疗数据，以支持决策和优化业务流程，信息化建设为数据量化管理提供了必要的技术支持和基础设施。通过信息化建设，医院能够实现数据集中化、处理和分析能力的提升以及数据共享和协同工作的优化，从而夯实数据量化管理的基础，为医院管理和决策提供更加科学、更加可靠的依据。

一、制定发展规划，加大投入推动信息化建设

广东省生殖医院于 2008 年启动了医院信息系统（HIS）建设，实现了预约挂号、医生诊疗、医疗收费、药品管理等主要业务的信息化管理，初步满足了日常诊疗业务对信息化的基本需求，奠定了医院的信息化发展基础，迈出了医院信息化的第一步，实现了信息化从无到有零的突破。此后，医院陆续对系统不断进行优化完善，开通了微信预约挂号、检验信息系统（LIS）、影像归档和通信系统（PACS）、自助验单打印、云医院等应用，启用了生殖医学中心、人类精子库管理系统，满足了医院的信息化需求。

2019 年 7 月，医院领导班子着眼医院长远发展需要，将信息化职能从医教科分离出来，单独成立了信息科，医院的信息技术人员也从最初的 1 人增加到 4 人，对信息化工作提出了更高要求，赋予了新的使命。

2021 年以前，由于医院在信息化方面的投入相对较少，信息化建设仍处于初级水平，许多管理工作也相对粗放，与现代医院科学管理的要求相差较远。2021 年开始，新一届医院领导班子通过深入调研，决定加大医院信息化建设力度，按照数据量化管理的思路全面推进医院管理的数字

化转型升级。

为进一步加强医院信息化的支撑作用，适应医院业务发展的需要，助力医院全面科学发展，强化和拓展医院的专科特色，进一步提升医院的服务质量，提升医院管理的信息化、智能化和科学化水平，医院领导班子高瞻远瞩，组织制定了医院信息化发展规划（2021—2025年），计划投入超过3000万元用于建设具有生殖专科特色的智慧医院。发展规划明确了"十四五"期间医院的信息化建设目标和18项信息化重点建设任务，为医院的信息化建设指明了方向，提供了基本遵循和路线图。

（一）科学论证，确保项目建设合理合规

为确保医院规划和项目建设符合政策要求、适应医院实际，并具备先进性，医院严格按照规定，对每个项目进行科学论证，以保证其可行、合规、价廉。论证工作由信息科、办公室、财务科等职能部门牵头，邀请院内外专家、系统使用部门和采购部门参与市场调研、现场考察和论证评审。

第一，明确项目的目标和需求。对于信息化建设项目，医院首先明确项目的目标是什么，以及该项目能够解决哪些问题或提供哪些改进。同时，医院通过与相关部门和人员进行广泛的沟通和调研，充分了解医院的实际需求，确保项目目标能够满足医院的实际需求。

第二，进行技术和经济可行性分析。技术可行性分析要考虑项目所涉及的技术方案是否成熟可靠，是否与现有系统和设施兼容，是否能够满足医院的长期发展需求。经济可行性分析要评估项目的投资回报率、成本效益和预期收益，确保项目在经济上是可行的。

第三，进行风险评估和管理。医院对项目可能面临的风险进行评估，包括技术风险、安全风险、数据隐私风险等方面，并制定相应的风险管理策略，通过识别和评估潜在的风险，采取相应的措施来减轻和管理风险。基于评估结果，医院决策是否继续推进信息化建设项目，以及落实项目的

具体实施方案和时间表。

通过科学论证，可以确保信息化建设项目在合理合规的基础上进行，提高项目的成功率和效果，最大程度地满足医院的需求和目标。同时，科学论证也有助于提前发现和解决潜在问题，减少项目风险，确保项目的顺利进行和成功交付。在一些重大项目，如医院信息系统（HIS）的论证中，邀请医院纪委全程监督，以确保项目建设的公开透明、公平公正。医院先后考察了 30 多家信息化厂商的产品和方案，并举行了 40 余次产品演示和建设方案评审，实地考察调研了广东省第二人民医院、广东省皮肤病医院、广东省职业病防治院、南方医科大学南方医院白云分院等多家兄弟医院。为了确保项目按时保质向前推进，每周四下午被约定为"雷打不动"的信息化项目工作例会。会上，信息科对一周以来项目遇到的问题进行总结，针对存在的问题协调多个相关厂家配合处理并部署下一周工作。医院要求各部门紧密配合，每周汇报项目建设进度。从项目建成后的实际应用情况来看，项目达到了预期目标：医院员工满意度高，程序合法合规，厂商无投诉记录。

（二）严格标准，高起点开展信息系统建设

在医院信息系统建设过程中，制定明确的标准和规范是关键步骤。这些标准和规范包括技术标准、数据标准、安全标准等方面，以确保系统的可靠性、稳定性和安全性。基于行业最佳实践和国家相关政策法规，医院从 2021 年制定修订了 55 项信息化工作制度，为后续的信息化建设和管理提供了制度保障，让建设和管理工作有章可循、有规可依。

医院瞄准未来十年的发展，高标准启动了信息化升级工作。在院党委的带领下，仅用了半年时间就取得了阶段性成果。2022 年 4 月 22 日，医院停用使用了长达 14 年的旧医院信息系统，全面启用了新版医院信息系统（HIS）、电子病历（EMR）、检验信息系统（LIS）、手术麻醉等 18 个管理信息系统。2022 年 8 月，医院参加并通过了国家电子病历应用水

平测评，实现了从 2 级到 4 级的跨越，标志着医院的信息化建设达到了国家对三级医院电子病历的基本要求。

在新信息系统建设过程中，医院坚持以全面对标国家政策要求和业内先进理念为原则，以高标准、严要求确保项目建设质量。医院严格按照国家医疗政策要求和电子病历应用水平分级评价标准开展信息化建设工作，并组织科室进行广泛讨论，全面优化医院的业务流程，确保国家政策标准、信息系统和医院业务工作的有机结合，有效发挥信息化在提升医疗工作质量和效率、降低医疗安全风险和隐患方面的突出作用。医院信息科、医教科、财务科、药剂科等职能部门克服了各种困难，系统梳理了 200 多个数据字典和 3 万多条数据项，为信息互通共享、数据查询统计和业务质量监管奠定了坚实基础。

广东省生殖医院信息系统建设遵循了国家医院信息化建设规范、电子病历应用水平分级评价以及医疗健康信息互联互通的标准化成熟度测评等相关规范。新信息系统有效提升了医疗业务的标准化、一体化和信息化水平，消除了临床、检查、检验、麻醉、药学等科室间长期存在的信息壁垒，为医院提供强有力的信息化支持，提升管理水平和服务质量。

（三）循序推进，重塑项目建设流程规范

信息化建设不仅仅涉及更换或部署一套信息化软件，更重要的是对医院流程规范的重塑和员工思想观念的变革。医院通过对现有信息化建设项目流程进行全面盘点和分析，了解信息化建设每个环节的具体操作步骤、参与者以及信息流动情况，及时发现存在的问题和不规范之处。

在新系统上线过程中，传统的人工方式、旧信息系统的操作习惯以及新的监管政策要求难免引发新旧习惯的冲突，出现了一些挑毛病、找借口、不配合建设、不积极使用的现象，甚至有员工要求放慢建设进度、回归旧模式，这给项目推进带来了重重阻力。系统升级采用的是新系统、新模式、新标准、新规范，需要医院部门之间、系统之间、人与系统之间、

医院与厂商之间不断磨合，沟通工作异常复杂。

面对这些挑战，医院领导班子多次亲临培训和实施现场，以"众人的事，众人商量着办"的方式，定标准、立规范、设底线、给思路，为项目推进提供强有力的指导和支持，确保了项目的顺利推进和新流程、新规范的有效落实。

行政管理部门坚决摒弃不合理、不规范的流程和习惯，迎难而上，深入一线，剖析问题根源，通过有效的沟通和协作，将改进的目标和意义清晰地传达给所有参与者，及时解决推进中的障碍和问题，并提供必要的培训和指导，确保他们理解新的流程规范，并能够主动配合和落实。

为减少新系统上线发生问题和阻力，信息科采取模拟测试、上线前培训、现场指导等灵活多样的方式，帮助操作人员熟练掌握系统，同时建立分组值班、问题清单和每周例会等制度，按照问题的迫切性、严重性和解决难度，分门别类解决问题。在升级 HIS 的半年时间里，医院集中精力办大事，先后召开信息化建设推进例会 48 次、协调会 23 次，解决系统问题 4620 多个。

医院还通过设立评估指标，对在建的信息化项目进行定期的检查和评估，并根据评估结果，及时调整和改进流程规范，以确保其持续有效性和适应性。

二、狠抓重点项目，建立健全信息化管理平台

医院根据发展需求和战略目标，确定了与医院核心业务密切相关的信息化项目，集中资源和精力，确保具有重要战略意义和推动力项目的优先级。

（一）加快基础设施升级改造，增强支撑能力

医院重视信息化基础设施的建设，包括机房、服务器、网络和计算

机终端等。为此，医院进行了机房升级改造，完善了机房安防设施，采用云技术建立了服务器和存储集群，以提升系统的算力、容灾能力和硬件资源利用率。同时，医院也全面升级了计算机终端设备，以提高工作人员的工作效率和使用体验。这些举措较好地满足了医院信息化发展需求，为医院的信息化建设提供了强有力的技术和硬件支撑。

此外，医院还不断深化信息系统自动化备份、远程桌面管控、服务器远程监控和自动运维等新技术应用。通过优化系统容灾、终端管理、网络监管和机房运维等工作，医院广泛使用远程运维技术，有效提升了故障处理效率，缩短了患者和医务人员的等待时间。医院还部署了漏洞扫描系统，并增加了主动扫描修复功能，提升了医院信息安全防护的主动性。通过不断完善医院的信息安全防护体系，医院的网络安全防护水平也得到了提升。

随着新系统的上线，目前医院在运行的物理主机 19 台、虚拟服务器 225 台、在用信息系统 45 个，客户端数量也增加到 400 余台，引进的新技术、新理念的优势和价值日益凸显，走出了一条具有生殖医院特色的信息化建设之路。

（二）补齐业务应用短板，推进精细化管理

医院首先开展了医院信息系统（HIS）的升级，以电子病历为核心拓展和完善了系统功能、补齐信息化短板，并重点关注了门诊挂号收费、分诊叫号、门诊医生工作站、门诊电子病历、药品管理、合理用药、住院医生工作站、住院护士工作站、住院电子病历、住院收费、病案管理、物资耗材管理和决策分析等子系统功能，以实现医院日常诊疗业务的数字化，为业务数据量化管理奠定数据基础。

医院信息系统（HIS）的升级工作面临着操作习惯的变化、紧迫的上线时间、引入新功能和高标准的监管要求等挑战。为了应对这些困难，保证新系统的顺利上线，医院领导班子进行了精心组织和谋划。信息科与相

关职能部门紧密配合，统筹安排，采取了分批分期的方式，确保按时完成上线工作。

新的医院信息系统（HIS）采用了新的架构、新的字典和结构化的电子病历，新增了护理文书、传染病上报、科间会诊、信息交互等一系列新功能，在优化了业务流程的同时，实现了闭环管理，满足了医疗安全管理要求。新系统不仅符合国家政策规范，而且更方便临床工作，为医院信息化建设奠定了坚实的基础。

在通过电子病历 4 级评审后，医院着眼业务实际和更高的建设标准，不断优化深化新的检验信息系统（LIS）、影像归档和通信系统（PACS）、病理、合理用药、手术麻醉、输血管理、病案质控、注射室管理等信息系统的应用。这使得检查检验结果、影像、病理结果、危急值、用药安全、手术信息、输血申请、病案质控等核心临床业务信息能够在全院范围内共享，进一步提高了临床诊疗效率、医疗质量和安全。

此外，医院根据医院的业务特点，组织厂商对分诊叫号、多次退费、虚拟科室、注射系统、检验信息系统（LIS）和各类报表进行了个性化改造和流程优化，更好地满足了临床和患者的需求。

通过补齐业务应用短板，医院的信息化建设水平不断提升，精细化管理应用不断深化，全院形成"以建促用、以用促建""用数据说话"的良好信息化建设氛围。

（三）持续改进管理手段，提高信息化保障水平

为了不断提升信息化保障能力，医院持续改进管理手段，采取一系列措施来应对不断变化的信息化需求，为医院的信息化发展提供有力支持，进一步提升医院管理水平和服务质量。

1. 建立健全规章制度，确保管理有章可循

科学规范的规章制度，是信息化的健康发展和信息系统稳定运行的

重要保障。它可以让各个环节、岗位的操作人员有章可循，让流程更加规范有序，从而保证数据质量，部门间、人员间有效联动，系统高效运行。为此，医院制定了信息系统操作规范、工作站及外设管理规范、全院计算机命名及 IP 地址分配规范、中心机房管理规范、服务器管理规范、数据库管理规范、信息化项目建设和管理规范等系列制度，并在每个科室设置 1 名信息联络员，负责相关制度的宣教和监督落实。

2. 筑牢安全防线，稳步提升安全保障水平

随着业务信息系统和移动应用的增多，医院面临着日益严峻的网络信息安全挑战，为了应对这些挑战，信息科坚持未雨绸缪、预先谋划，不断升级完善信息安全基础设施建设和安全防护措施。

（1）加强网络与信息安全防护体系规划。医院贯彻落实网络与信息安全法律法规和行业规章制度，建立健全网络与信息安全体制机制，落实相关制度、规范和标准。在新建和升级改造的信息化项目中，坚持网络安全与信息化同步规划、同步建设、同步推进。

（2）加快提升信息安全防护能力。首先，医院大力加强网络边界防护，部署隔离网闸、优化防火墙策略，有效阻止来自院外的网络安全攻击和威胁，保护院内信息系统的安全运行，防止内部数据泄露。其次，医院对官网进行升级改造，重新编写医院网站，并启用加密传输服务，引入分级授权和加密传输服务，全面提升医院官网的防护水平。同时，加强隐私数据保护，从政策、管理和技术层面建立隐私数据防护体系，结合具体实践应用。此外，加强安全技术人才培养和安全意识培训，筑牢能力和思想两道防线。

（3）严格落实网络与信息安全监管责任。医院高度重视网络和信息安全工作，通过定期进行网络与信息安全的风险评估和安全检查，对系统和网站进行漏洞扫描，发现问题及时整改，不断健全防护手段和应急预案，不断提升安全监测和风险防控能力。加强应急处置和容灾备份工作，不断完善容灾防护体系，提高应急保障能力。安排专人每天对医院核心网络、核心服务器、核心信息系统和医院网站的安全防护情况进行监测，及时发

现并排除安全风险和隐患，医院的信息安全防护能力持续增强，确保了医院信息系统的安全稳定运行。

从 2021 年到 2023 上半年，广东省生殖医院对医院信息系统（HIS）、电子病历系统（EMR）、检验信息系统（LIS）、影像归档和通信系统（PACS）等进行升级改造，并新增了 20 多个信息系统，包括护理文书、传染病上报、病理、合理用药、手术麻醉、输血管理、病案质控、临床路径、注射室管理、医院资源规划系统（HRP）、绩效考核等，涵盖了医疗、患者服务和运营管理等核心业务。医院不断加大医院信息系统升级改造力度，使业务流程更加顺畅、诊疗行为更加规范、质量管理更加高效，为信息化发展打下了坚实的基础。未来，医院将加强信息化建设成果利用，不断完善数据量化管理体系，为患者提供更加优质的医疗健康服务。

延展阅读

电子病历，抢时攻关

电子病历是医院信息化的重要组成部分，医院利用电子病历信息开展各种医疗活动监管已成为趋势。电子病历应用水平评价是国家三级公立医院绩效考核和医院信息化水平评价的一个重要指标，其评价结果具有权威性和客观性。根据《关于印发公立医院高质量发展促进行动（2021—2025 年）的通知》要求，全国三级公立医院电子病历应用水平级别应达到 4 级。

广东省生殖医院一直以来致力于为患者提供高质量的医疗服务。然而，2021 年初，面对国家关于电子病历系统应用水平的要求，医院发现自己还有很大的差距需要弥补：医院的电子病历应用水平只达到了 2 级水平，远远不及全国三级公立医院的要求。

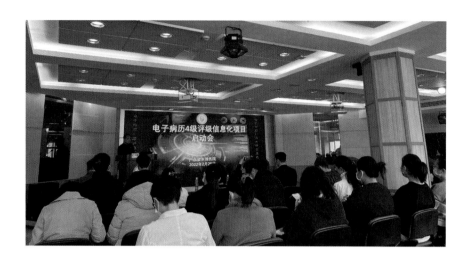

医院电子病历 4 级评级信息化项目启动会

为了改变这种状况，广东省生殖医院迅速行动起来。2021 年 8 月，医院专门成立了电子病历 4 级评级项目攻关领导小组。在医院领导班子的带领下，信息科、医教科等相关科室齐心协力，确立了"以评促建、以评促改、以评促用"的工作思路。全院各相关部门深度参与、通力配合，从系统建设、信息利用、数据质量、灾难恢复等多个方面推进电子病历的应用水平提升。通过建立病历质量、危急值控制等多个闭环管理，医院实现了医疗、护理、检验、检查、手术、合理用药、病案等全流程的信息共享，有效保障了医疗质量和医疗安全，提高了临床规范性及诊疗服务效率。

九层之台，起于累土。医院信息科科长杨亚涛回忆起初期攻关的艰辛，他说："通常三级医院建医院信息系统（HIS）的升级从准备到上线需要一到两年时间，待信息系统稳定后才会参加电子病历评级。我们医院仅用了半年多时间，完成了系统升级和电子病历 4 级评级，等于省了一年多时间。为此，项目组的同志付出了很多，最长连续 13 个周末都在加班，牺牲了大量休息时间。"这段经历让他们更加坚信，信息化建设就像高层建筑的地基和框架，基础打得越牢，框架越结实，建筑就可以建得越高。这次电子病历 4 级水平的突破，不仅仅是信息化水平的提升，更是医院发展质量的飞跃。它意味着医院在提高临床和科研效率方面有了更有力的支撑，也为医院未来的发展打下了坚实的基础。

生殖医院业务的特殊性，导致电子病历 4 级评审材料的准备也极其不容易。电子病历 4 级评审采取文字说明、功能点截图和数据佐证相结合的方式进行，三者之间具有很强的关联性、时效性和逻辑性。由于医院患者和病种单一，加之患者基数小、系统上线时间短等原因，评审要求的场景极难捕捉，导致大量的重复截图，材料准备难度较其他医院大很多。信息科和厂商的人员加班加点、不懈努力，经过近一个月的努力，高质量按时提交了系统功能基本项、选择项、数据质量评估实证材料，共计截图 701 幅、920 页、370MB 的数据文件。

2022 年 10 月，从广东省卫生健康委传来喜讯，广东省生殖医院顺利通过省 2022 年电子病历系统应用水平分级评价，达到 4 级水平。这个好消息意味着医院实现了医疗核心业务的全流程信息化，诊疗效率和医疗安全得到了更好的保障。同时，也为医院后续开展线上问诊、冲击三甲专科医院等奠定了基础、埋下了伏笔。

顺利通过电子病历 4 级评级，不仅是对医院电子病历系统应用水平的认可，更是对医院高质量发展成果的认可，同时，也极大增强了全院员工的信心和工作热情。医院将继续加大信息化建设力度，不断为患者提供更便捷、更高效的诊疗服务，推动医院高质量发展。

第二节　量化管理思维下的数据应用

随着医院信息化水平的提升，不同的业务系统逐渐变得精细化和专业化，进而成为独立的信息系统或信息平台。医院信息系统（HIS）、电子病历（EMR）系统、检验信息系统（LIS）、影像归档和通信系统（PACS）、办公自动化系统（OA）、医院资源规划系统（HRP）等众多业务信息系统，以及基于临床数据中心（CDR）、运营数据中心（ODR）的科研系统、运营管理系统每天会产生大量的数据。经过 10 余年的积累，广东省生殖医院已经生成了将近 30TB 的海量电子数据，形成了医疗大数据的基础。然而，这些数据类型繁杂、结构多样、存储分散、口径不一，导致数据标准化、系统间互操作性以及医院和部门间信息互联互通面临着巨大的困难，对决策工作的支撑作用也非常有限。因此，在医院管理实践中，首先要从院级层面对医疗大数据进行整合、赋能，实现院内系统间的数据共享和交换以及医疗业务的协同，为数据挖掘利用、循数管理奠定基础。

一、瞄准量化目标，加强系统建设和数据治理

医院数据治理是确保医疗数据有效利用的基础。它涵盖了从数据采集到数据应用的全生命周期管理，以解决当前医疗数据面临的低质量、缺乏统一管理中心、数据孤岛、缺乏数据价值管理体系和安全环境等问题。数据治理的目标是建立高质量的医疗数据，并实现对数据资产的全面掌握、数据风险的控制、数据质量的提升、数据应用的规范和数据价值的持续释放。

近年来，广东省生殖医院持续加强数据治理，确保医疗数据的有效

利用，为管理决策提供可靠依据，并通过全流程管理和管理体系建设，实现数据驱动机制的应用，促进医疗领域的决策和创新。

（一）信息融合促进医疗大数据整合赋能

信息融合是促进医疗大数据整合赋能的重要手段，它可以将来自不同来源和不同格式的医疗数据进行整合和统一。通过信息融合，医疗机构能够将分散的数据汇聚到一个统一的平台上，实现数据的集中存储、管理和分析。这种整合赋能为管理决策提供了可靠的依据和支持，从而提升管理效能和医疗质量。

1. 消除数据壁垒

受历史背景、技术水平和建设投入等诸多因素限制，早期很多医院的信息化建设都缺乏统一规划，存在"各自为政、条块分割、烟囱林立、信息孤岛"的问题，跨机构、跨系统、跨部门的信息系统融合困难重重，消除数据壁垒的任务十分繁重。对此，广东省生殖医院通过系统性开展信息化建设工作，有针对性地改善，逐一攻破。

（1）信息化项目归口管理。医院信息系统多个功能相似的系统并存，导致数据获取难，建设、管理和运维成本高，如影像系统放射科一套、超声科一套，不同科研课题组各自用课题经费采购不同的科研平台等等。针对此类问题，医院对信息化工作进行归口管理，所有信息化项目必须由信息部门统一论证、统一改造、统一采购，从机制上消灭信息烟囱。

（2）建设医院信息化管理体系。医疗设备基于技术保护和自身安全的考虑，配套的系统本身具有封闭性的特点，比如医院的腔镜、染色体分析仪等设备通常自带工作站、自成体系，甚至独立运行，导致其工作数据不能自动统计和闭环监管。因此，医院对已有设备进行技术改造，将其纳入医院信息化管理体系，并在新设备和新系统选型时融入信息化论证。

（3）强化信息安全防护。针对基于隐私和伦理要求或者科室自身利益考虑建设的封闭网络和独立信息系统,医院通过强化网络信息安全防护,增加安全审计,打消其顾虑,促进信息融合。例如,医院的人类精子库管理系统在 2021 年之前一直采用独立的网络运行模式,后经协调纳入了医院的统一管理体系。这项举措不仅方便了管理工作,也为后续的深化应用奠定了基础。

2. 促进融合共通

由于技术路径不同、开发团队水平不一、开发平台和工具各异、遵循数据标准有差异,各个系统间的数据难以兼容集成、无法共享,在很大程度上制约了医疗大数据的应用效果。因此,在医疗大数据建设和管理过程中,需要追溯数据来源、统一数据定义、分类存储数据、消除无效数据,提高数据的标准化和规范化水平,降低数据管理成本,为管理者提供可信、可靠、完整的数据作为决策依据。

(1)整理业务规则,统一数据定义。在医院信息化建设过程中,对数据的共同理解与解释至关重要。数据质量问题通常是指同一数据集被解释为不同事物,或者不同数据集被解释为相同事物。无论是业务还是管理数据,根据业务属性明确数据定义对于提高数据质量相当重要。医院组建数据治理团队,遵循国家和行业有关标准规范,运用一定的业务规则的梳理和统一数据定义,并在各信息系统中统一使用。

(2)跟踪外部数据,建立交互机制。随着医院医保、检验检查外送、物流配送、互联网医疗等外部业务的广泛开展,医院数据应用的方向不再局限于内部数据,与院外的数据交互日益频繁。依靠传统的数据治理方式并不能追溯外部数据的真实情况,即使能够确定数据质量,也不能保证数据源头是固定的。因此,医院数据治理团队建立了一个可行的数据交互机制,以保证外部数据的正确性。

(3)强化动态监管,确保数据质量。由于医疗大数据涉及系统多、部门多、环节多,业务、流程、系统也处于不断的优化完善之中,原有规则可能会失效,导致数据异常,甚至引发全院数据的蝴蝶效应。因此,医院通过数据治理团队建立了对关键业务数据质量的动态检测机制，在分析决策、基础数据质量之间建立明确的反馈机制，以业务结果反馈数据治理效果。此外，医院定期评估数据质量对业务结果的影响，并且根据新业务场景的出现或流程的调整，对数据质量评估的重点和方法作出相应调整。

3. 强化支撑能力

医疗大数据的整合赋能离不开先进的信息化基础设施、专业化的处理工具的支撑，更离不开高素质的数据分析人才的加持。

先进的信息化基础设施是处理医疗大数据的基础。医疗大数据具备了大数据的 4V 特征：数据量大（Volume）、数据种类多（Variety）、价值高（Value）、产生快（Velocity），对其进行处理存储，需要消耗大量的网络、计算和存储资源，因此，医院加大了数据中心服务器、存储、网络、安全等硬件设备的建设投入，提升高数据的处理效率，缩短用户等待时间，提升用户的使用体验。

专业化的工具是医疗大数据常态化利用的保证。大数据处理的复杂度高、运算时间久，传统的软件工具和方法难以胜任，医院引进了专业的数据治理、分析处理和质量控制软件与大数据工具，如 Hadoop、Spark 等，极大提高大数据的处理效率，提升数据的时效性和准确性，同时，医院引入专业化的大数据业务平台，建设不同主题的专业数据中心。

高素质人才是推动医疗大数据整合的关键。经验丰富的业务数据分析人员，不仅具备数据分析方面的专业知识，而且熟悉医院的业务流程和规律，可以帮助医院开展高水平的数据治理、业务流程优化和工作机制构建，加速医院数据整合、质量提升和综合利用。医院认识到大数据分析人才的重要性，成立了医院信息科，专门负责大数据分析利用工作。

（二）标准化体系建设实现互联互通

标准化体系建设是促进数据整合，实现医疗大数据互联互通的关键步骤。在医疗信息化的发展过程中，加快标准化体系建设能更好地发挥标准的规范、引领和支撑作用，确保数据的准确性、一致性和可靠性，促进信息的互通和共享。此外，标准化体系还可以推进互联网、大数据、人工智能、区块链、5G等新兴技术与医疗健康行业的创新融合发展，并通过构建统一权威的信息标准化体系，发挥信息化标准在引领技术创新和驱动事业发展中的重要作用，提高卫生健康行业的效率和质量。

近年来，广东省生殖医院持续推进医院信息标准化体系建设，架设数据互联互通、协同共享的"桥梁"。

1. 深化信息化标准的应用和建设

标准化是信息化互联互通的基础，也是降低建设成本并延长系统寿命的重要保障。在信息化项目建设过程中，医院加强标准化审核，并积极推进国家、行业和地方标准的应用。当缺乏统一标准时，医院与临床部门共同研究并制定院内标准，并将其推广应用到行业中。

2. 加强信息化建设统筹

医院按照"全院一盘棋"的思路，统筹推进信息化建设，确保各部门之间的紧密联系和信息畅通，不断完善信息互通共享机制体系。同时，医院信息科积极参与医疗设备和基础设施项目的论证，以及人事、后勤和财务信息系统的建设，并提出合理的信息化建议，将相关内容纳入医院的信息化整体框架，以促进共建共享，避免重复建设。

3. 促进现有系统融合共享

针对信息无法互通和业务无法联动的信息系统，医院采取系列措施，以推进信息的融合和共享。首先，医院在遵循伦理和管理要求的前提下，打破生殖医学中心管理系统与精子库管理系统间的信息壁垒，实现了信息的共享和业务的联动。其次，医院实现了检验和检查设备应接尽接。一是将染色体检查结果纳入检验信息系统（LIS）。二是建立了病理信息系统。

三是建立外送检查检验结果回传平台,实现检查检验项目结果的统一管理,方便患者、临床和科研。

4. 推进标准化建设

为了推动医院信息化建设高质量发展,医院对标电子病历系统应用水平测评、互联互通标准化成熟度测评、智慧服务分级评估和智慧管理评估等国家有关标准要求,分步骤推进医院信息化的标准化建设。通过参与这些评估和测试活动,医院能够及时掌握当前的信息系统建设的政策导向,发现自身存在的问题和不足之处,并针对性地制定改进计划和优化的措施。医院信息化的持续发展,加快新技术和新标准的落地应用,实现信息化建设的弯道超车,发挥信息化在医院发展中的倍增剂作用。

二、加强数据应用,大力推行循数管理理念

医院信息化工作在发展规划和项目建设中深入贯彻"看数据说话、用数据管理、依靠数据决策、根据数据变化检验工作成效"的思想,将业务部门的应用需求和管理部门的管理需求一并纳入了建设范畴,同步建设、同步应用,形成了具有生殖专科特色的信息化建设模式。

按照量化管理的思路,医院信息系统根据其功能定位可分为:

医疗工作量化工具:医院信息系统(HIS)、检验信息系统(LIS)、医学影像归档和通信系统(PACS)、手术麻醉等信息系统,在支撑挂号、诊疗、收费、发药、检查、检验、手术等业务工作过程中记录了相关工作人员的工作量和贡献度,为精细化管理的工作量统计和量化评价提供数据基础。

医疗质量管理量化工具:医疗和护理电子病历系统、临床路径、病历质控、合理用药、不良事件管理等信息系统,对医务人员的诊疗行为、规范落实等医疗安全和质量问题进行监督控制,可以方便获取病历书写评分、抢救成功率、三日确诊率、治愈率、好转率、床位周转率等诊疗质量和工

作效率指标。这些指标是量化管理中医疗工作质量指标的重要组成部分。

运营管理量化管理工具：遵循"绿色发展"理念，医院在发展过程中，也需加强对运营效率和成本的管理。医院为此也建设了智能 OA 系统、综合查询、移动驾驶舱、资源管理、绩效考核等系统管理信息系统，让管理和决策者能够及时掌握医院的运营状况，并通过移动通信和嵌入的内控监督规则，保障运营管理的效率和合规性。通过数据综合分析实现对行政效率、业务科室的运营效率和成本控制的评价管理。

通过建设和应用这些系统，医院能够满足工作量的统计与管理、质量评价、运营决策等方面的需求，提升医院的综合管理水平和服务质量。

（一）决策支持系统让医疗工作一览无余

标准化、高质量的业务系统数据，为精细化管理和决策管理信息生成奠定了扎实的基础。按照管理部门的职能，医院建设了决策支持系统，开通了管理者移动驾驶舱，可以实时查看医院的运营报表、趋势图，工作量、收入、医疗质量等 200 多个指标，让决策者对医院的运营情况随时随地做到心中有数。此外，各类业务数据可以根据授权实时获取和共享，为基于医疗大数据的数据量化管理的拓展应用奠定了基础。

（二）病历质控系统助力医疗质量提升

医疗质量是医院诊疗工作的生命线。为强化医疗质量监管，医院建设了病历质控系统。系统按照病历书写规范自动抓取病历书写过程的质控问题，医疗管理部门对病历进行全程实时智能监管，及时掌握病历书写的时效性、完整性、合规性，以及重点病历、医疗核心管理制度的落实情况，大大提高了病历质控覆盖率、质控效率和质量。通过病历质控结果统计，查找分析医疗管理存在的薄弱环节，不断优化完善管理制度，促进医疗质量不断提升改进。

（三）绩效管理系统推动量化管理落地

引入工作量绩效管理系统，让"多劳多得、优劳优得"的理念落地生根、深入人心，调动全院员工的工作积极性，切实发挥政策的指挥棒作用。绩效管理系统从医院各个业务信息系统抓取工作量、成本数据等业务数据，结合各类业务的技术难度、劳动强度、协作关系等，系统自动计算生成员工的工作绩效，让院领导、科室负责人对员工的劳动价值一目了然，让员工个人对绩效做到心服口服。

（四）智能 OA 系统提升行政工作效率

医院原有 OA 系统办文功能不完善、提醒不及时、使用率不高，导致医院行政管理的上传下达时效性差、记录不全。为此，医院于 2021 年 10 月上线了新一代智能 OA 系统。遵循国家公文管理规范建立的新 OA 系统，可以在线编辑公文、事项审批、灵活流转、签署意见，编辑修改全程留痕，实现了公文办理、流程管理的规范化和标准化。同时，OA 系统支持内外网登录、手机办理，待办事项可通过微信自动提醒，有效解决了医院办文办事通知不及时、不到位，不能随时随地办理的痼疾，成为医院使用量最大、人群覆盖最广的管理系统，医院的行政管理效率大幅提升。

（五）医院资源管理系统让后勤管理更规范

医院的人力资源、经费、物资、项目等后勤业务涉及面广、名目多样，关系密切，非常烦琐，容易产生纰漏、发生违规问题，是审计的重点内容。为规范管理、强化内审、防范风险，医院于 2021 年 12 月引进了资源管理系统，按照审计要求健全审批环节和机制，全程可追溯，有效防止错漏，降低财审风险。

通过大力推行循数管理理念，数据应用支撑的重要性日益凸显，以数据为基础进行决策和沟通已经成为常态。越来越多的部门和员工开始向信息科寻求数据支持，包括工作量考核、行政查房、绩效分配、公立医院绩效考核、临床科研和工作总结等方面的数据需求。为了满足这些需求，信息科设立了专人负责数据提取和分析，并将这些需求固化到数据决策支持平台中。通过该平台，各科室可以根据授权自行查询和导出所需的数据，从而更好地满足各科室的需求。目前，数据决策支持平台已经固化了 60 多个常用需求，覆盖了医院的全部科室。

延展阅读

打造"院长驾驶舱" 提升决策效能

在医院党委书记、院长李观明的手机上，有一个功能独特的 App，名为"院长驾驶舱"。这个软件成为李观明的得力助手。通过这个应用程序，李观明能够实时查看医院的运营报表、趋势图以及工作量、收入、医疗质量等 200 多个指标，随时随地对医院的运营情况了如指掌。

刚上任的李观明发现，要获取医院的数据并非易事。有一次，李观明想要查看各个科室的业务数据，他希望了解医院每天的门诊接诊量、手术工作量等数据，但各个职能部门和临床科室迟迟不能提供。原因是这些数据分散在不同部门、不同系统中，统计口径各异，需要手工统计处理后才能呈现。

这看似是一件微不足道的小事，实则暴露了医院信息系统不完善，更深层次地揭示了医院对于数据量化管理的意识薄弱。

正是出于这样的背景，医院开发了"院长驾驶舱"这一手机应用，

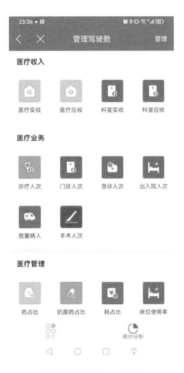

院长驾驶舱 App 界面

实现了数据的随时可查，为医院管理层提供了了解医院运营状况的窗口。

通过手机端的"院长驾驶舱"，管理层可以根据需求自主选择主题、自由选择分析维度和指标进行探索和分析，抽丝剥茧，拨开数据迷雾，发现运营管理中的问题，总结经验教训，调整政策和决策部署。同时，"院长驾驶舱"可以智能生成相应的报表和图表，如饼图、柱状图、趋势图、雷达图等，让用户能够更直观、更立体、更全面地观察和分析数据，让决策更加高效、更加科学。

"院长驾驶舱"这个移动应用，已经成为医院管理者的好帮手，帮助他们更快、更客观地了解各项数据，为医院管理、科学决策起到支撑作用。

第三节 "互联网＋"思维构建智慧医院

近年来，国家和广东省高度重视卫生健康信息化工作，相继发布了一系列重要文件，包括《关于促进"互联网＋医疗健康"发展的意见》《关于加强三级公立医院绩效考核工作的意见》《广东省促进"互联网＋医疗健康"发展行动计划（2018—2020年）》等。这些文件对医院开展信息便民惠民服务、标准化建设、互联互通、绩效考核、智慧医院建设提出了更高的要求和挑战。国家卫生健康委配套出台了《全国医院信息化建设标准与规范（试行）》《关于进一步推进以电子病历为核心的医疗机构信息化建设工作的通知》《医院智慧服务分级评估标准体系（试行）》等一系列重要文件，对医院的信息化建设、电子病历应用和智慧服务等方面提出了更为详细的规范和指导。

这些政策不仅代表着政府的要求，更凝聚着群众的期盼。对医院而言，智慧医院建设已成为刻不容缓的使命，这一重要目标也已被明确纳入广东省生殖医院的信息化发展蓝图之中。

一、智慧医院建设初见成效

智慧医院建设主要包括三大方向：面向医务人员的"智慧医疗"、面向患者的"智慧服务"、面向医院管理的"智慧管理"。广东省生殖医院按照信息化建设规划，稳步推进智慧医院建设。智慧医院建设为医院的发展注入了新的活力，改善了医疗服务参与者的体验，推动医疗服务和管理向着现代化、智能化、科学化的方向迈进。

（一）智慧诊疗让诊疗更加安全快捷

广东省生殖医院的智慧化建设秉承"把医生还给病人"这一理念，努力用信息化手段帮助医务人员从日常烦琐的工作中解脱出来，将更多的精力投入诊疗工作之中。

一是提升病历书写的智能化水平。通过全流程追踪医护人员的工作流程，实现信息的一次录入、多处智能带出、减少差错，提高效率，病历质控系统通过嵌入智能审核规则，智能进行错漏提醒，减少人为差错，避免发生医疗事故。二是实现危急值的闭环管理。当患者的检查检验结果发现异常，系统会第一时间通知经治医生及时干预，避免错过最佳救治时间，防范医疗风险，处置情况自动通知检查检验科室和相关护理人员，形成安全管理闭环。三是合理用药智能提醒。医生在开具医嘱时，系统会自动审核药品的用量、适应证、配伍禁忌等信息，防止用药差错。四是通过信息化建成患者 360° 视图。医务人员能够通过电脑轻松查阅患者的病历、检查报告、影像资料等诊疗数据，从而实现更为便捷的诊疗过程。

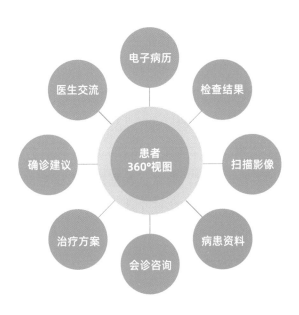

图 7-1　患者 360°视图

（二）智慧服务让就医过程更加省时省力

医院积极响应政府关于开展信息化便民惠民服务的要求，大力探索应用各种信息化新技术、新方法改善患者就医体验。

一是开通线上预约挂号缴费和报告查看等服务，"让数据多跑路，让患者少跑腿"。二是启用自助机挂号缴费、清单和报告自助打印服务。医院各个接诊楼层都布设了自助机，患者在诊室旁就可以完成诊疗相关事宜。三是建设外送检查检验信息回传平台，统一检查检验结果查询打印渠道。四是开通诊间挂号功能，医生可以在诊室直接为患者预约挂号。五是开通互联网免费咨询服务，患者可以随时随地在线上向医生发起咨询，这受到患者的一致好评。六是研发全国首个人工智能供精人性化匹配系统，运用人工智能和大数据技术打消不孕夫妇的后顾之忧。此外，智慧医院还提供患者信息提示、推送等便民服务，让患者第一时间了解诊疗动态，有效提升了患者的就医满意度。

（三）智慧管理让管理决策更加精准科学

智慧管理为员工和行政管理提供高效的工具和手段，使得管理决策更加精准和科学。医院的智能 OA 和 HRP 系统将内外部界限打通，与微信集成，实现了诸如公文处理、请销假、用车和报销等日常事务的手机办理。通过建立综合查询、移动驾驶舱、HRP 以及绩效管理等信息系统，医院实现了医疗、财务、人事、仓库等管理与 HIS、LIS 等业务信息系统的无缝连接，自动获取相关管理数据，并依据数据量化管理的原则进行评价和考核，从而显著提高了管理效率并降低了成本。

二、健全智慧医院体系

智慧医院建设不断前行，而广东省生殖医院的智慧服务体系建设亦将持续推陈出新。医院将不断引入新的理念、新的技术持续优化智慧医疗流程、提升智慧服务体验、创新智慧管理模式，并将其视为医疗服务提升的"加速器"，打造具有生殖特色的"智慧医院"，为患者提供更高效、便捷和优质的医疗体验，引领医疗服务和管理的创新和升级。

（一）大力深化"互联网＋"健康医疗服务

医院将持续推进"互联网＋"健康医疗服务，充分利用互联网、物联网、大数据以及人工智能等先进技术，持续优化解决诊疗活动、患者服务、行政管理、科学研究面临的堵点和难点问题，进一步提升效率和质量。

一是推进患者身份识别、医保结算智能化，让线上服务更加顺畅、更加智能，让患者更加省时、省心。二是推进诊疗过程无纸化、智能化，启用电子票据、电子签名，减少单据打印、纸质签名，将非诊疗活动为推向院前或院后，减少诊疗等待时间。三是加大临床知识库建设，将诊疗规范、医保政策等法规政策和医疗常识嵌入应用系统中，为医护人员提供智能核查、智能提醒、智能报警和智能查询等功能，从而减少医疗差错的发生。四是加大物联网和移动终端的应用。引进自动发药机，建设智能药房管理系统，启用移动护理系统，以降低医务人员工作强度，提升服务质量。五是加强管理和后勤业务的智能化建设，建设智慧院区，推动与医疗和患者服务的智能联动，打通智能化服务的"最后一公里"。

（二）积极探索生殖特色智慧化建设

医院将根据自身业务特点进行策划，积极探索具有生殖特色的智慧化建设。

第一，医院将致力于打造智能化人类精子库。广东省人类精子库是全国排名前列的精子库之一，在信息化建设上一直走在全国前列。医院决定将其打造为全国智能化精子库的标杆，从捐精取精、精液质控、精子保存、精子使用到院外供精将全部实现智能化、机械化，形成集临床、科研、教学、科普于一体的智能化业务平台。

第二，医院将加快人类生殖生物样本库建设。通过发挥生殖医学中心、男科和中心实验室的技术优势，加强临床数据和科研数据资源的整合共享，建设人类生殖生物样本库、医疗科研大数据平台和专病数据库，开展大数据分析挖掘服务，以提升医学科研的转化效能和应用效果。

第三，医院将借助大数据和人工智能等信息技术，构建临床决策支持系统，开展遗传性疾病的早发现早治疗和疾病诊疗方案评估预测，推动精准医疗技术的发展，进一步提升医院的核心竞争力。

本章介绍了广东省生殖医院在信息化建设方面的重要成果及其如何为数据量化管理奠定基石。医院信息化建设虽然起步较晚，但定位精准、有创新有特色。建设中制定了科学合理的发展规划，注重系统化、标准化建设，通过数据整合等手段实现了医疗大数据的应用。医院能够立足实际，深入分析，运用数据，强化"循数管理"理念，形成了良好的数据应用氛围，让所有人享受智慧化建设带来的红利，提升参与智慧医院建设的积极性，推动了信息化建设的良性循环发展。通过这些举措，医院消除了信息孤岛，显著提高了工作效率，并在智慧医院建设方面取得了实质性进展，以求真务实的原则优化诊疗流程、强化诊疗安全、改善服务体验，通过智能化技术解决了诊疗、服务、管理中的瓶颈和管理等方面的问题，全面提升了医院的智能化水平。同时，医院敢于创新、勇于探索运用智能化手段研究解决生殖领域面临的难题，加快占领生殖医学和科研工作的制高点，在信息化建设和智慧医院建设领域不断取得突破，为提供优质医疗服务和高效管理提供了坚实可靠的支持。

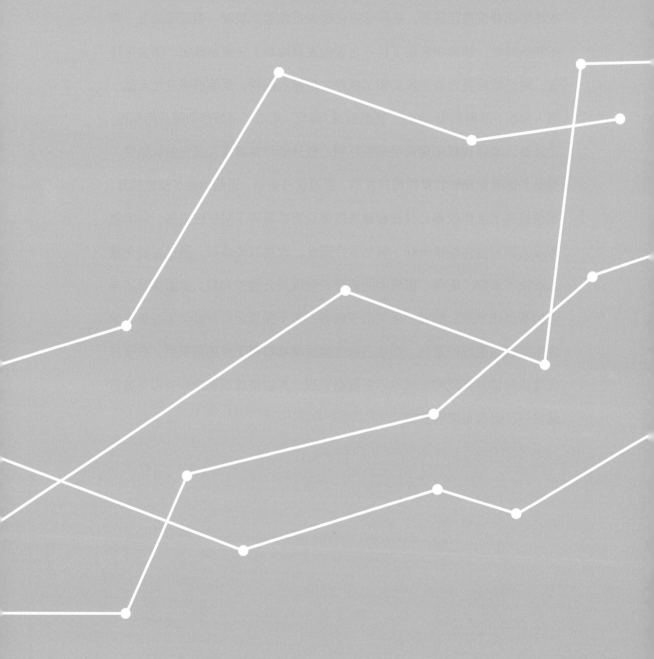

第八章

医院数据量化管理展望

"十四五"时期是"两个一百年"奋斗目标的历史交汇期，对于广东省生殖医院而言，这五年将是落实公立医院综合改革总体部署，建设五位一体的科研与临床"双腿并行"的国内一流生殖专科医院和科研院所的重要时期，也是凝心聚力、攻坚克难、锐意进取、开拓创新，深入推进各项事业发展取得新突破、实现新跨越、谱写新篇章的黄金五年。

卫生健康事业持续发展，人民群众医疗卫生健康需求不断提高，公立医院改革深入推进，对各级各类卫生医疗机构提出了更新、更高、更严的要求。广东省生殖医院面临的将不仅是挑战和机遇交错的行业环境，更是新一轮行业洗牌的"疾风骤雨"。如何实现医院的高质量发展，是当前医院改革和管理的重要课题。

面对不断变化的形势，广东省生殖医院站在全新的起点上，抢抓机遇，科学谋划，主动作为，奋力拼搏，进一步加强与完善医院科学管理、人性化医疗服务流程、高水平科技创新、低成本高效经营，进一步增强医院的品牌、声誉和影响力，进一步增强竞争优势和综合实力，使医院的医教研学、人才培养、人才梯度、学科建设、文化营造和管理水平等各个方面走上良性发展的轨道，实现又好又快、持续健康的发展。

医院始终坚持党建引领发展，高度重视数据量化管理模式，走出了一条符合自身特点的高质量发展之路。近年来，医院在行政、医疗、科教、后勤、采购、考核、绩效等全方位管理中，首创并形成了数据量化管理理念。医院党委的各项决策紧密围绕数据展开，旨在实现精准、精细、务实、高效的目标。全院人员按照基于医疗大数据的数据量化管理思路，全面推进医院管理转型升级，取得了显著成效。

医院数据量化管理文化逐步形成。院领导班子积极探索数据量化管理在医院管理中的应用，创新运用"看数据说话、用数据管理、依靠数据决策、根据数据变化检验工作成效"的管理手段，制定公开、公正、公平的考核评价标准，数据量化管理的理念逐步融入医院各项管理活动中。医院各科室在管理过程中也注重数据量化管理在科室管理和绩效分配中的应用，基本形成了具有鲜明特色、科学可行的量化管理模式和先进管理文化。

医院数据量化管理措施不断完善。建立量化评价体系，在考虑病种难度、手术难度和病人难度的前提下，综合考虑医师工作量、工作效率、工作质量等因素，将医疗服务、科研成果等内容细化成评价指标，赋予不同权重和分值，制定公正、公开、公平的可量化考核评价标准，为职工职称评聘晋升、绩效分配、评优评先等提供量化的绩效考核评价参考。院长办公会、中层干部工作例会、行政查房的业务分析和决策都围绕数据开展，加强对医院和科室业务发展的分析研判。

医院数据量化管理系统支持不断夯实。近两年来，医院筹集大量资金开展信息化建设，完善医院信息系统（HIS）、电子病历系统（EMR）、检验信息系统（LIS）、影像归档和通信系统（PACS）、手麻系统等等，构建了大数据技术支持下的精细化管理系统，可以系统地分析患者从门诊到住院的治疗、检查、用药的过程数据，将过去传统手段很难实现的管理优化变为现实，既提高了运营效率，又有利于挖掘与分析各种医疗数据，为量化管理提供翔实的数据支撑。

经过近三年的探索和实践，数据量化管理模式全面融入医院各项管理活动中，基本形成了具有鲜明特色、科学可行的量化管理模式和先进管理文化，医院高质量发展逐步走上快车道。2021 年、2022 年、2023 年上半年，全院医疗业务收入同比分别增长 23%、5%、8%，门诊诊疗人次分别增长 17%、5%、13%，出院人次分别增长 71%、12%、19%，医院设备更新、基础建设、环境改造等可持续建设投入分别增长 400%、100%、250%，而医院每年的收入结余分别增长 40%、15%、20%。患者满意度从 2020 年的 90.91% 提升至 2022 年的 97.49%。科研水平不断趋好、医疗管理更加规范、医疗服务更加优质、就医环境更加舒适，员工精神面貌焕然一新。

上述发展数据充分体现了数据量化管理模式的有效应用，它不仅成功地激发了医院发展的动力，同时也减少了医院的资源浪费，探索出一条符合自身特点的高质量发展之路。推动医院高质量发展的改革创新经验获《健康报》、《南方日报》、《羊城晚报》、《广州日报》、《南方都市报》、广东卫生在线、健康界等媒体报道，获得了良好的社会效益。

然而，在数据量化管理的实施过程中，虽然医院管理能力和水平得到了持续提高，综合实力和社会影响力有所增强，但管理体制和机制的完善仍需进一步加强，一些关键领域仍存在待解决的问题。

第一，数据量化管理理念还有待更新。管理的观念是指导管理体制和行为的背后指导思想。医院部分人员可能还没有充分认识到数据的价值和重要性，导致在管理决策中忽视了数据的应用。例如，在各类会议或研究中，大家倾向于讨论具体的"事"情，而忽略了数据"量"化的关键性和重要性。这可能导致管理决策缺乏科学依据和数据支持，难以实现有效的管理优化。医院需要强化数据驱动决策的意识，推动管理理念向更加科学和数据化的方向转变。

第二，数据量化管理体系还有待完善。医院在数据收集和分析还存在着不完善的情况。建立健全的数据量化管理体系是推动高质量发展的基础，医院需要规范数据采集、整合和应用流程，确保数据的准确性和及时性。此外，虽然数据量化可以提供客观的指标和数据，帮助医院评估和监测绩效，但数据量化管理往往容易过于注重指标和数据的收集，而忽略了对数据的深度分析和挖掘。需要避免"指标驱动"问题，加强对医疗质量、患者体验和医务人员的职业满意度的重视度。

第三，数据量化管理手段还有待改进。虽然现代技术为数据量化管理提供了强有力的支持，但在实际应用中，仍然面临一些挑战。医院管理中涉及的数据来源众多，包括医疗记录、财务数据、患者满意度调查等，这些数据分散在各个系统和部门，有待进一步有效整合和共享。此外，将大数据应用于医院管理，如何挖掘和利用数据中蕴含的潜在价值，这些都需要进一步研究和探索。需要开发更加智能化和高效的数据管理工具和软件，提高数据分析和应用的效率和准确性。

在未来的发展中，医院将积极应对这些难点和不足，持续坚持以现代化观念来指导科室数据量化管理、科学设置量化管理制度和指标、坚持量化考核与定性考核相结合、做好监督执行工作、注重激励与惩戒，深入分析问题、积累经验，并不断改进和完善数据量化管理模式。通过优化数据量化管理模式，不断改进和优化医院的管理和服务，增强职工的责任感和使命感，激发职工的工作热情，提升团队凝聚力，推动整体工作效率的提升，推动医院高质量发展。

目前，我国公立医院管理仍面临诸多挑战。医院管理学作为管理科学的重要分支，致力于探索现代管理理论和方法在医院管理中的应用，提高医院工作效率和效果，为医院管理实践提供理论指导。未来的医院管理朝向职业化、专业化发展，医院管理人员除了具备必要的医学知识和管理学知识外，还要掌握更多的市场、卫生法律、社会学、财务等方面的知识，拥有综合知识和优化的知识结构，强化理论基础与工作实践相结合的能力，不断提升管理水平。数据量化管理模式逐步形成，广东省生殖医院在医院管理方面的创新实践为医院管理提供了新的思维和工具。在全面推进健康中国建设的新征程上，期待与更多的医院管理者交流探索，将科学的管理理念和现代技术手段融入医院管理中，不断推进医院管理的转型升级，一起开创医院管理的新局面，为患者提供更加优质的医疗服务，为医疗事业的高质量发展贡献更大力量。

主要参考书目

[1] 贝瑞,赛尔曼.向世界最好的医院学管理.张国萍,译.北京:机械工业出版社,2009.

[2] 陈枫,胡延滨.致中和:读懂广东省中医院的第一本书.广州:南方日报出版社,2022.

[3] 丁强,王晓东,张正堂,等.医院人力资源管理实践创新.北京:社会科学文献出版社,2017.

[4] 范英,刘小敏,董玉整,等.文化管理创新模式初探:全国文明先进典型广东省中医院的综合考察.北京:中国中医药出版社,2010.

[5] 方振邦.医院绩效管理.北京:化学工业出版社,2016.

[6] 格雷班.精益医院:世界最佳医院管理实践.张国萍,等译.北京:机械工业出版社,2018.

[7] 贡森,葛延风,王列军.中国公立医院医生薪酬制度改革研究.北京:社会科学文献出版社,2016.

[8] 桂克全.解密华西.北京:光明日报出版社,2019.

[9] 李超平,徐世勇.管理与组织研究常用的60个理论.北京:北京大学出版社,2019.

[10] 李为民.现代医院管理:理论、方法与实践.北京:人民卫生出版社,2022.

[11] 林辉."互联网＋医疗健康"时代医院管理创新与发展.北京:清华大学出版社,2016.

[12] 刘宇.美国医院管理:从文化、组织、工具三维视角看美国人如何管医院.北京:光明日报出版社,2016.

[13] 沈剑峰.现代医院信息化建设策略与实践.北京：人民卫生出版社，2019.

[14] 王兴琳,黄奕祥.医院绩效管理的创新实践.北京：清华大学出版社，2023.

[15] 武广华,王羽,于宗河,等.中国医院院长手册.3版.北京：人民卫生出版社，2011.

[16] 许玉华.医院医疗质量标准化建设与管理.北京：人民卫生出版社，2021.

[17] 薛宝真.医院管理理论与实务.北京：电子工业出版社，2009.

[18] 闫泽华,吴英发,王天夫,等.中国医师：群体特征与工作状况.北京：社会科学文献出版社，2023.

[19] 易利华,王静成.院长医院管理实战指南.北京：人民卫生出版社，2017.

[20] 张萌,汪胜.医院管理学案例与实训教程.杭州：浙江大学出版社，2016.

[21] 赵红.寻找卓越医疗实践：中国医院管理案例精选.北京：光明日报出版社，2019.

[22] 周俊峰,孙凯.医院管理手册.北京：人民卫生出版社，2016.

[23] 庄一强,廖新波,王兴琳,等.医院蓝皮书：中国智慧医院发展报告（2022）.北京：社会科学文献出版社，2022.

后　记

在医疗领域，变革与创新从未停歇。我们深感荣幸，不仅见证了这一领域的革新，还积极参与其中。

《医院数据量化管理》是一部关于广东省生殖医院管理改革、创新探索的实战之书。这本书历经最初的构想、深入的调研访谈、层层的雕琢，最终呈现在读者面前。尽管工余时间写作仓促，但我们努力将医院在数据量化管理领域的创新实践凝练成文字，向医疗行业呈现一条独具特色的管理改革创新思路。

在本书的内容编写上，我们立足于整合理论背景和实践经验，提升内容的深度和广度，以更为系统和严密的方式呈现数据量化管理在医院领域的应用。同时，我们引入具体的做法，配以典型的案例或故事，将数据量化管理的具体过程和效果更为生动地呈现出来。

在本书的结构设计上，我们明确了数据量化管理作为主线，将医院管理的各个板块有机地串联起来，以确保所有的故事和内容都服务于这一中心点。在描述创新方法时，我们采用现状描述、问题剖析、数据量化手段和解决方案、实施手段以及效果展现的步骤，行文紧扣"看数据说话、用数据管理、依靠数据决策、根据数据变化检验工作成效"，以确保内容的条理性和逻辑性。

在编写过程中，由编委会带领的医院各科室成员展现了卓越的专业素养、丰富的经验和无私的奉献精神。他们立足于实际工作，分享了丰富的管理经验和数据应用实践。他们的贡献，不仅丰富了书稿的内容，也让书中的理论得以真实地映照在医院的实际工作中。正因为医院各科室的紧密合作，本书才得以为读者全面呈现真实、生动、具有实际价值的内容。他们的支持和贡献是书稿成功的关键，同时也体现了医院内部团结协作的精神和管理创新的信念。

编写过程虽经过多次修改，仍难免会有疏漏和错误之处。我们诚挚期盼同仁读者的宝贵反馈、批评和建议。

革新不息，创新常在。数据量化管理模式的普及，是一个不断优化和升华的过程。我们呼唤更多的专家学者，共同深化数据在医院管理中的应用，创造更多的管理经验和方法。

编委会

2023 年 9 月